Bulimia nervosa

Praxis der psychodynamischen Psychotherapie – analytische und tiefenpsychologisch fundierte Psychotherapie Band 15

Bulimia nervosa

Prof. Dr. Günter Reich, Prof. Dr. Klaus-Thomas Kronmüller

Günter Reich
Klaus-Thomas Kronmüller

Bulimia nervosa

Psychodynamische Therapie

unter Mitarbeit von
Anette Stefini, Hildegard Horn†, Insa Aden-Preiss
und Klaus Winkelmann

hogrefe

Prof. Dr. Günter Reich, Diplompsychologe, Psychologischer Psychotherapeut, Psychoanalytiker, Paar- und Familientherapeut, Kinder- und Jugendlichenpsychotherapeut. Seit 2006 Professor für Psychotherapie in der Klinik für Psychosomatische Medizin und Psychotherapie, Universitätsmedizin Göttingen. 1998–2017 Leiter der Ambulanz für Familientherapie und für Essstörungen in der Klinik für Psychosomatische Medizin und Psychotherapie, Universitätsmedizin Göttingen. Seit 2017 in privater Praxis und weiterhin in Forschung, Lehre und Weiterbildung tätig. Arbeits- und Forschungsschwerpunkte: Essstörungen, psychodynamische Psychotherapie, Familien- und Paartherapie.

Prof. Dr. med. Dipl.-Psych. Klaus-Thomas Kronmüller, Facharzt für Psychiatrie und Psychotherapie, Psychologischer Psychotherapeut, Supervisor. Seit 2010 Ärztlicher Direktor des LWL-Klinikums Gütersloh. Lehrtätigkeit an verschiedenen Ausbildungsinstituten für Psychotherapie und am Recovery College Gütersloh. Seit 2011 Apl.-Professur an der Universität Heidelberg. Arbeits- und Forschungsschwerpunkte: Essstörungen, Depression, Psychotherapieforschung, Familienmedizin.

Bibliografische Information der Deutschen Nationalbibliothek
Die Deutsche Nationalbibliothek verzeichnet diese Publikation in der Deutschen Nationalbibliografie; detaillierte bibliografische Daten sind im Internet über http://dnb.dnb.de abrufbar.

Hogrefe Verlag GmbH & Co. KG
Merkelstraße 3
37085 Göttingen
Deutschland
Tel. +49 551 999 50 0
Fax +49 551 999 50 111
info@hogrefe.de
www.hogrefe.de

Satz: Sabine Rosenfeldt, Hogrefe Verlag GmbH & Co. KG, Göttingen
Druck: mediaprint solutions GmbH, Paderborn
Printed in Germany
Auf säurefreiem Papier gedruckt

1. Auflage 2024

(E-Book-ISBN [PDF] 978-3-8409-2615-0; E-Book-ISBN [EPUB] 978-3-8444-2615-1)
ISBN 978-3-8017-2615-7
https://doi.org/10.1026/02615-000

Dieser Band ist unserer verstorbenen Kollegin Hildegard Horn gewidmet.

Inhaltsverzeichnis

Vorwort

Das vorliegende Manual wurde als Therapieleitfaden einer 60-stündigen wissenschaftlich begleiteten psychodynamischen Therapie weiblicher Jugendlicher und junger Erwachsener mit einer Bulimia nervosa bzw. atypischen Bulimia nervosa verwendet (Reich et al., 2014). In dieser randomisiert-kontrollierten Studie wurde erstmals und bisher einmalig weltweit eine störungsorientierte psychodynamische Psychotherapie mit einer kognitiv-behavioralen Therapie, dem derzeitigen „Goldstandard" der ambulanten Bulimie-Behandlung, verglichen. Beide Behandlungen zeigten bezogen auf das Therapieergebnis keine signifikanten Unterschiede (Stefini et al., 2017). Die Studie ist zudem eine der wenigen überhaupt zur Behandlung von adoleszenter Bulimia nervosa (Gorell & Le Grange, 2019). Sie führte als einzige vorliegende psychodynamische Studie dazu, dass die tiefenpsychologisch fundierte Psychotherapie in der AWMF-Leitlinie Diagnostik und Behandlung der Essstörungen (Deutsche Gesellschaft für Psychosomatische Medizin und Psychotherapie [DGPM] et al., 2020), für die Behandlung der Bulimia nervosa wenigstens mit dem Evidenzgrad 2b aufgenommen wurde.

Weltweit erste Studie zur psychodynamischen Therapie adoleszenter Bulimia nervosa

Durch die aus dem Forschungsdesign resultierenden Eingrenzungen auf eine ca. einjährige 60-stündige störungsorientierte Behandlung hatte die analytische Kinder- und Jugendlichen-Psychotherapeutin[1] über ihr Selbstverständnis therapeutischen Handelns hinaus einige Gesichtspunkte zu berücksichtigen: Neben einer Prozessorientierung bestand eine Phasenorientierung (Eröffnungsphase, Behandlungsphase, Beendigungsphase). Die Behandlung war direkt auf die Störung bezogen als konkrete Veränderung des Essverhaltens und des Körperbezugs, dies in ständiger und mit der Entwicklung der Therapie zunehmend intensiverer Bearbeitung der das Bulimie-Syndrom unterhaltenden psychodynamisch relevanten Konflikte, defizitären Ich-Funktionen und Beziehungskonflikte. Strukturelle Defizite, auch mit dem gestörten Essverhalten entgleiste Ich-Fähigkeiten (z. B. Im-

Prozessorientierung und Phasenorientierung

1 Aus Gründen der besseren Lesbarkeit wird überwiegend die weibliche Form benutzt, zumal auch die Mehrzahl der von Bulimia nervosa Betroffenen weiblich ist. Es sind jedoch immer alle Geschlechter mitgemeint.

pulssteuerung, Affektwahrnehmung, kommunikative Fähigkeiten usw.) wurden zum Gegenstand therapeutischer Interventionen mit dem Ziel von Verbesserungen in den jeweils relevanten Bereichen. Der strukturelle Blick auf die Störung der Patientin machte es notwendig, den Transfer der Therapieerfahrung in die Alltagsrealität hinein zu beachten, zu fördern und zu begleiten. Die zeitliche Begrenzung und die Störungsorientierung erforderten eine Fokussierung.

Störungsorientierung

Fokussierung

Das vorliegende Manual ist auch für Kurzzeittherapien und längere Behandlungen sowie für die Therapie von Erwachsenen gut modifizierbar. Wir geben im Folgenden zunächst einen Überblick über das Krankheitsbild der Bulimia nervosa (Epidemiologie, Verläufe, Komorbidität, Persönlichkeit, interpersonelle Probleme, Einflussfaktoren) und stellen dann kurz das verhaltenstherapeutische Modell, die interpersonelle Therapie, die Familientherapie und bisherige Ergebnisse der Psychotherapieforschung vor. Im Anschluss beschreiben wir ausführlich unser psychodynamisches Verständnis des Krankheitsbildes, aus dem dann die Schritte des Manuals folgen, das wir im Zuge der Supervisionen im Rahmen der Studie entsprechend den aufgetretenen Problemen und Lösungen ergänzt haben.

Auch für Erwachsene gut anzuwenden

Dieses Manual ist unser verstorbenen Kollegin Hildegard Horn gewidmet. Im Leitungsgremium unserer Studie und als Supervisorin hat sie wesentlich zu deren Erfolg beigetragen.

Göttingen und Gütersloh, im Juli 2023

Günter Reich und
Klaus-Thomas Kronmüller

1 Beschreibung der Störung

1.1 Bezeichnung

Bulimia nervosa (BN) als eigenständige psychische Störung

Bulimia nervosa (BN)[2] wurde erst 1980 als eigenständige psychische Störung durch Aufnahme in das DSM-III (American Psychiatric Association [APA], 1980, 1987) verbindlich definiert, nachdem Russel (1979) dieses Krankheitsbild als „bedrohliche Variante" („ominous variant") der Anorexia nervosa (AN) beschrieben hatte. Vorher wurde über dieses Syndrom bzw. eher über einzelne dazugehörige Symptome berichtet, ohne dass diese als gesonderte Krankheitseinheit verstanden wurden (Habermas, 1990; Stein & Laakso, 1988; Ziolko, 1985). Dabei beschrieben die Bezeichnung *Bulimie* – zusammengesetzt aus „limos" (Hunger) und „bous" (Stier, Ochse), also „Stierhunger" – sowie andere Begriffe (z. B. die in der Antike verwendeten Begriffe *Kynorexie* oder *fames canina:* „Hundshunger") wiederkehrende Heißhungerzustände, z. T. gefolgt von anschließendem Erbrechen. Laut Habermas (1990) gab es die „erste, halbwegs eindeutige Falldarstellung des Bulimie-Syndroms" (S. 79), die mit heutigen Kriterien weitgehend vereinbar ist, im Jahre 1932. BN als nosologische Kategorie ging „aus der Unterscheidung Magersüchtiger in nur fastende und solche, die auch unter Heißhungeranfällen litten und intentional erbrachen, hervor" (Habermas, 1990, S. 82). Neu ist dabei, „dass das Symptom bulimischer Attacken heute in aller Regel mit der Sorge *um ein dem gängigen Körperideal entsprechendes Körpergewicht und darauf gerichteten Maßnahmen,* insbesondere dem selbst herbeigeführten Erbrechen, einhergehen [sic]" (Essen & Habermas, 1994, S. 164).

2 Bulimia nervosa wird im Folgenden in der Regel der internationalen Gepflogenheit entsprechend als BN abgekürzt, Anorexia nervosa entsprechend als AN.

1.2 Definition

Essanfälle und Kontrollverlust

An BN Erkrankte sind immer wieder, in schweren Fällen über Stunden, mit Nahrungsaufnahme, -beschaffung und -zubereitung beschäftigt. Es kommt zu Essanfällen mit dem Gefühl des Kontrollverlustes: Die Betroffenen nehmen in kurzer Zeit große Nahrungsmengen zu sich, ohne aufhören zu können. Oft ist ihnen im Verlauf der Erkrankung das Gefühl für Hunger und Sättigung verloren gegangen. Während eines solchen Essanfalls können erhebliche Mengen verschlungen werden. Gleichzeitig besteht eine übergezogene Furcht vor Gewichtszunahme. Um diese zu vermeiden, verwenden die Betroffenen u.a. selbst induziertes Erbrechen, Fasten, Abführmittel, Diuretika, Appetitzügler, Schilddrüsenpräparate oder sie treiben exzessiv Sport. Die Diagnose einer BN ist nicht zwangsläufig an das Erbrechen gebunden. Von daher ist der Begriff „Ess-Brech-Sucht" irreführend. Insbesondere bei Jugendlichen scheint das Erbrechen gegenüber anderen Maßnahmen (exzessiver Sport, Fasten) eine geringere Rolle zu spielen (ca. 60 zu 40 %, Hail & Le Grange, 2018). Ein Krankheitsgefühl ist vorhanden. Bulimie wird häufig nach wie vor heimlich praktiziert. Die körperlichen Folgen (z.B. Zahnschäden, kardiologische Erkrankungen; Tith et al., 2020) werden oft erst spät sichtbar.

„Ess-Brech-Sucht" irreführend

Krankheitsgefühl vorhanden

Das Krankheitsbild der BN wird bzw. wurde in der ICD-10 (World Health Organization/Dilling et al., 2015), ICD-11 (WHO, 2019), dem DSM-IV (APA, 1994) bzw. DSM-IV-TR (APA, 2000) und dem DSM-5 (APA, 2013) unterschiedlich akzentuiert definiert (vgl. Tab. 1). Das in diesem Band dargestellte Manual wurde an Patientinnen geprüft, die nach dem DSM-IV diagnostiziert wurden. Deshalb werden dessen Kriterien hier ebenfalls dargestellt (vgl. Tab. 1, S. 5).

In der ICD-10 fehlt leider die exzessive Bewegung als ein kompensatorischer Mechanismus. Hier wird zudem eine atypische Bulimie (F 50.3) definiert. Diese beschreibt Patientinnen, die nicht alle Hauptkriterien einer Bulimie erfüllen. In der ICD-11 ist im Vergleich zur ICD-10 ebenfalls das Häufigkeitskriterium reduziert (ICD-10: mindestens zweimal pro Woche in einem Zeitraum von drei Monaten).

Das DSM-IV unterschied außerdem einen „Purging"-Typus von einem „Nicht-Purging"-Typus. Mit letzterem waren Betroffene gemeint, die nicht erbrechen, sondern im Wechsel Essanfälle hatten und Laxanzienabusus betrieben, intermittierend fasteten oder Diäten machten.

Häufigkeitskriterium im DSM-5 reduziert

Vier Schweregrade

Im DSM-5 ist das Häufigkeitskriterium reduziert (mindestens einmal wöchentlich anstatt mindestens zweimal pro Woche). Die Unterscheidung in „Purging"- und „Nicht-Purging"-Typus entfällt. Darüber hinaus werden vier Schweregrade unterschieden:

Tabelle 1: Diagnostische Kriterien der Bulimia nervosa nach ICD-10 (klinisch-diagnostische Leitlinien; WHO/Dilling et al., 2015), DSM-IV/DSM-IV-TR (APA, 1994/APA, 2000; Saß et al., 2003) DSM-5 (APA, 2013, 2018) und ICD-11 (WHO, 2019)

ICD-10 (F50.2)[1]	DSM-IV/DSM-IV-TR[2]	DSM-5[3]	ICD-11 (6B82)[4]
1. Eine andauernde Beschäftigung mit Essen, eine unwiderstehliche Gier nach Nahrungsmitteln; der Patient erliegt Essattacken *(Esstaumel)*, bei denen große Mengen Nahrung in sehr kurzer Zeit konsumiert werden.	A. Wiederholte Episoden von „Fressattacken". Eine „Fressattacken"-Episode ist gekennzeichnet durch beide der folgenden Merkmale: 1. Verzehr einer Nahrungsmenge in einem bestimmten Zeitraum (z. B. innerhalb eines Zeitraums von 2 Stunden), wobei diese Nahrungsmenge erheblich größer ist als die Menge, die die meisten Menschen in einem vergleichbaren Zeitraum unter vergleichbaren Bedingungen essen würden. 2. Das Gefühl, während der Episode die Kontrolle über das Essverhalten zu verlieren (z. B. das Gefühl, weder mit dem Essen aufhören zu können noch Kontrolle über Art und Menge der Nahrung zu haben).	A. Wiederholte Episoden von Essanfällen. Ein Essanfall ist durch die folgenden beiden Merkmale gekennzeichnet: 1. Verzehr einer Nahrungsmenge in einem bestimmten Zeitraum (z. B. innerhalb eines Zeitraums von 2 Stunden), wobei diese Nahrungsmenge erheblich größer ist als die Menge, die die meisten Menschen in einem vergleichbaren Zeitraum unter vergleichbaren Bedingungen essen würden. 2. Das Gefühl, während der Episode die Kontrolle über das Essverhalten zu verlieren (z. B. das Gefühl, nicht mit dem Essen aufhören zu können oder keine Kontrolle über Art und Menge der Nahrung zu haben).	Häufige, wiederkehrende Essanfälle (z. B. einmal pro Woche oder häufiger über einen Zeitraum von mindestens einem Monat). Auch subjektiv empfundene Essanfälle mit Kontrollverlust und Verzehr größerer Mengen als gewöhnlich werden einbezogen.

Tabelle 1: Fortsetzung

ICD-10 (F50.2)[1]	DSM-IV/DSM-IV-TR[2]	DSM-5[3]	ICD-11 (6B82)[4]
2. Der Patient versucht, dem dickmachenden Effekt der Nahrung durch verschiedene Verhaltensweisen entgegenzusteuern: selbstinduziertes Erbrechen, Missbrauch von Abführmitteln, zeitweilige Hungerperioden, Gebrauch von Appetitzüglern, Schilddrüsenpräparaten oder Diuretika. Wenn die Bulimie bei Diabetikern auftritt, kann es zu einer Vernachlässigung der Insulinbehandlung kommen.	B. Wiederholte Anwendung von unangemessenen, einer Gewichtszunahme gegensteuernden Maßnahmen, wie z. B. selbstinduziertes Erbrechen, Missbrauch von Laxanzien, Diuretika, Klistieren oder anderen Arzneimitteln, Fasten oder übermäßige körperliche Betätigung.	B. Wiederholte Anwendung von unangemessenen kompensatorischen Maßnahmen, um einer Gewichtszunahme entgegenzusteuern, wie z. B. selbstinduziertes Erbrechen, Missbrauch von Laxanzien, Diuretika oder anderen Medikamenten, Fasten oder übermäßige körperliche Bewegung.	Wie ICD-10. Sport als Gegensteuerungsmaßnahme wird explizit genannt.

Tabelle 1: Fortsetzung

ICD-10 (F50.2)[1]	DSM-IV/DSM-IV-TR[2]	DSM-5[3]	ICD-11 (6B82)[4]
3. Eine der wesentlichen psychopathologischen Auffälligkeiten besteht in der krankhaften Furcht davor, dick zu werden; der Patient setzt sich eine scharf definierte Gewichtsgrenze, deutlich unter dem prämorbiden, vom Arzt als optimal oder „gesund“ betrachteten Gewicht.	C. Die „Fressattacken“ und das unangemessene Kompensationsverhalten kommen drei Monate lang im Durchschnitt mindestens zweimal pro Woche vor. D. Figur und Körpergewicht haben einen übermäßigen Einfluss auf die Selbstbewertung.	C. Die Essanfälle und die unangemessenen kompensatorischen Maßnahmen treten im Durchschnitt mindestens einmal pro Woche über einen Zeitraum von 3 Monaten auf. D. Figur und Körpergewicht haben einen übermäßigen Einfluss auf die Selbstbewertung.	Starke Beschäftigung mit Figur und Gewicht, die die Selbstbewertung stark beeinflussen. Starkes Leiden wegen der Essanfälle und der kompensatorischen Maßnahmen. Signifikante Beeinträchtigung der persönlichen, familiären, sozialen, Ausbildungs-, Berufs- oder anderer wichtiger Lebensbereiche.

Tabelle 1: Fortsetzung

ICD-10 (F50.2)[1]	DSM-IV/DSM-IV-TR[2]	DSM-5[3]	ICD-11 (6B82)[4]
3. (Forts.) Häufig lässt sich in der Vorgeschichte mit einem Intervall von einigen Monaten bis zu mehreren Jahren eine Episode einer Anorexia nervosa nachweisen. Diese frühere Episode kann voll ausgeprägt gewesen sein oder war eine verdeckte Form mit mäßigem Gewichtsverlust oder einer vorübergehenden Amenorrhoe.	E. Die Störung tritt nicht ausschließlich im Verlauf von Episoden einer Anorexia Nervosa auf.	E. Die Störung tritt nicht ausschließlich im Verlauf von Episoden einer Anorexia Nervosa auf.	Anorexia nervosa (Gewichtskriterium) und Binge Eating Störung (keine kompensatorischen Maßnahmen) sind auszuschließen.

[1] Abdruck erfolgt aus WHO/Dilling et al. (2015).
[2] Abdruck erfolgt aus Saß et al. (2003).
[3] Abdruck erfolgt mit Genehmigung aus der deutschen Ausgabe des Diagnostic und Statistical Manual of Mental Disorders, Fifth Edition © 2013, Dt. Ausgabe, 2. Aufl.: © 2018, American Psychiatric Association. Alle Rechte vorbehalten.
[4] Nach WHO (2019). Übersetzung und Zusammenfassung durch die Autoren.

- Leicht: Durchschnittlich 1 bis 3 Episoden unangemessener kompensatorischer Maßnahmen pro Woche.
- Mittel: Durchschnittlich 4 bis 7 Episoden unangemessener kompensatorischer Maßnahmen pro Woche.
- Schwer: Durchschnittlich 8 bis 13 Episoden unangemessener kompensatorischer Maßnahmen pro Woche.
- Extrem: Durchschnittlich 14 oder mehr Episoden unangemessener kompensatorischer Maßnahmen pro Woche.

Sind alle Kriterien einer BN außer dem der Häufigkeit (wenigstens einmal pro Woche) erfüllt, fällt dies im DSM-5 unter „Bulimia nervosa von begrenzter Häufigkeit und/oder begrenzter Dauer" in die Oberkategorie „Andere näher bezeichnete Fütter- oder Essstörung".

Weitere Reduktion des Häufigkeitskriteriums in der ICD-11

In der ICD-11 werden die Häufigkeitskriterien nochmals modifiziert (Auftreten 1 × wöchentlich über einen Monat, vgl. Tab. 1). Die ICD-10-Diagnosen „Atypische Bulimie" (F50.3), „Essattacken bei anderen psychischen Störungen" (F50.4) und „Erbrechen bei anderen psychischen Störungen" (F50.5) entfallen.[3] „Subjektive Essanfälle" können ebenfalls als BN diagnostiziert werden.

1.3 Epidemiologische Daten

Essstörungen sind unterdiagnostiziert

Essstörungen sind im klinischen Alltag insgesamt unterdiagnostiziert (Reich & Cierpka, 2010; Wood et al., 2019). Dies gilt auch für Kinder und Jugendliche (Campbell & Peebles, 2014). Nur ca. die Hälfte aller von BN Betroffenen sucht irgendeine Art von Hilfe für die Erkrankung (Reich & Cierpka, 2010). Dies hat sich allerdings in den letzten Jahren offensichtlich etwas verbessert (Coffino et al., 2019).

Die Angaben zur Prävalenz der Bulimie unterscheiden sich gemäß der Repräsentativität der untersuchten Gruppe und der Methodik (Fragebogen, Interview). Man muss davon ausgehen, dass auch die realen Prävalenzen bei Bulimie (wie bei Anorexie und anderen Essstörungen) unterschätzt werden (Keski-Rahkonen et al., 2007). Mit der Einführung der DSM-5-Kriterien haben sich die Raten erwartungsgemäß in einer Reihe von Studien erhöht

3 Essattacken bei anderen psychischen Störungen werden in der ICD-11 über die Kategorien 21 „Nicht anderweitig genannte Symptome, Anzeichen oder klinische Befunde" *(Symptoms, signs or clinical findings, not elsewhere classified)* und konkret über MB29 „Symptome oder Anzeichen, die das Essverhalten betreffen" *(Symptoms or signs involving eating and related behaviour)* sowie den Untercode MB29.1 „Binge Eating" erfasst (vgl. Gradl-Dietsch et al., 2021).

(van Eeden et al., 2021). Galmiche et al. (2019; Review 2000 bis 2018) kommen zu einer Lebenszeitprävalenz von 1.9 % bei Frauen, einer 12-Monats-Prävalenz von 0.9 % und einer Punktprävalenz von 1.5 %. Van Eeden et al. (2021) berichten eine Lebenszeitprävalenz bei Frauen bis zu 3 % und bei Männern bis zu 1 %. Fichter (2015) gibt die Punktprävalenz der BN im Risikoalter von 15 bis 35 Jahren mit ca. 1 % an (Lebenszeitprävalenz ca. 1.5 %). Entsprechend den etwas veränderten Kriterien des DSM-5 fanden Silén et al. (2020) eine Lebenszeitprävalenz von jugendlichen und jungen erwachsenen Zwillingen (12 bis 22 Jahre) von 2.4 %, Glazer et al. (2019) bei Mädchen und weiblichen Jugendlichen (9 bis 15 Jahre) von 2.1 %. Für Erwachsene werden auch deutlich niedrigere Zahlen berichtet (Udo & Grilo, 2019: 0.28 % Lebenszeitprävalenz). Insgesamt scheinen die Prävalenzraten für BN in der Adoleszenz doppelt so hoch zu sein wie für AN (Gorell & Le Grange, 2019).

Unterschiedliche Angaben zu Prävalenz und Inzidenz nach Untersuchungsmethode und Kriterien

Die angegebenen Inzidenzraten für die BN schwanken ebenfalls erheblich. Der starke Anstieg der Erkrankung in den 1980er Jahren ist mit hoher Wahrscheinlichkeit auf die Einführung der Diagnose zurückzuführen (Habermas, 1994). Einige Untersuchungen zeigen eine Abnahme der Inzidenz in den letzten Jahrzehnten (z. B. Wood et al., 2019: von 1.3 im Jahr 2004 auf 0.4 im Jahr 2014, Kinder und Jugendliche in England), andere eine gleichbleibende Entwicklung (Steinhausen & Jensen, 2015: 6.3 im Jahr 1995 auf 7.2 im Jahr 2010). BN betrifft zu über 95 % weibliche Personen. Sie beginnt häufig in der Adoleszenz, wobei Ersterkrankungsspitzen um das 13. und um das 19. Lebensjahr herum (Silén et al., 2020), zwischen 16 und 20 Jahren (Wood et al., 2019) bzw. um das 17. Lebensjahr (Campbell & Peebles, 2014; Steinhausen & Weber, 2009) angegeben werden.

Überwiegend weiblich

1.4 Verlauf und Prognose

Der Verlauf der BN ist unstet. Kurzfristige hohe Remissionsraten (bis zu 83 %) werden durch hohe Rückfallraten (bis 47 %) abgelöst (Grilo et al., 2007). Bei Untersuchungen zwischen zwei und fünf Jahren schwanken die Remissionsraten zwischen 13 und 74 % (Fichter & Quadflieg, 2004; Quadflieg & Fichter, 2015). Im Langzeitverlauf zeigen sich zwischen vier und zehn Jahren nach Erkrankungsbeginn z. T. hohe Heilungsraten (ca. 67 %), die im Weiteren deutlich absinken (44 %; Steinhausen & Weber, 2009). Anhaltende Besserungen sind in der Regel nur mit intensiver Therapie zu erreichen. Hier können nach stationärer und folgender ambulanter Therapie Heilungsraten der Kernsymptomatik von ca. 40 % erreicht werden (nach 11 bzw. 21 Jahren; Quadflieg & Fichter, 2019). Übergänge zu nicht näher bezeichneten Essstörungen sind häufig (Steinhausen & Weber, 2009: 17 %), zur AN eher selten (Steinhausen & Weber, 2009: 6 %).

Unstete Verläufe

Die Mortalitätsraten im Langzeitverlauf sind gegenüber der Normalbevölkerung erhöht (standardisierte Mortalitätsrate SMR: 2.5; vgl. van Eeden et al., 2021), allerdings niedriger als bei AN (Quadflieg & Fichter, 2015: nicht standardisierte Mortalitätsraten bei 2.3 bis 0.6 %; Steinhausen & Weber, 2009: Mortalitätstrate bei 0.3 %). Allerdings weist eine neuere Studie auf eine 5-fach erhöhte Sterberate aufgrund kardiovaskulärer Erkrankungen gegenüber nicht bulimischen Frauen hin (Tith et al., 2020, vgl. auch Abschnitt 1.6.2).

Erhöhte Mortalität

Bei einer großen Gruppe von Patientinnen bleiben Einschränkungen bezüglich der sozialen Integration, Freizeitaktivitäten und Freundschaften, Partnerschaften und Sexualität bestehen. Psychische Komorbidität, z.B. das Vorhandensein einer Borderline- oder Cluster-B-Persönlichkeitsstörung, geringes Selbstwertgefühl, ausgeprägter Perfektionismus sowie Impulsivität verschlechtern die Prognose. Zu weiteren prognostischen Faktoren liegen entweder negative oder keine ausreichend replizierten Befunde vor.

1.5 Differenzialdiagnose

BN und atypische BN sind abzugrenzen von Störungen der AN mit regelmäßigen Essanfällen und kompensatorischen Maßnahmen. Liegen sonst alle Merkmale einer AN vor, v.a. das entsprechende Untergewicht, ist eine AN nach dem Binge-Eating/Purging-Typus zu diagnostizieren. Hier sind in der Regel andere diagnostische und therapeutische Maßnahmen zu ergreifen, z.B. vorrangig die Stabilisierung des Gewichts, ggf. die Substitution von Elektrolyten (Friederich et al., 2014; Reich & Boetticher, 2017). Wird nach Mahlzeiten nur erbrochen oder werden andere gegensteuernde Maßnahmen wie Abusus von Laxanzien oder Diuretika ergriffen, ohne dass vorher größere Mengen an Nahrung verschlungen wurden, ist nach DSM-5 eine Purging-Störung (in der Kategorie „Andere näher bezeichnete Fütter- oder Essstörung“) zu diagnostizieren. Liegen nur Essanfälle (einmal pro Woche über mindestens drei Monate) ohne gegensteuernde Maßnahmen vor, ist nach DSM-5 eine Binge-Eating-Störung zu diagnostizieren. Treten die Essanfälle hauptsächlich spätabends oder nachts auf, liegt ein Nachtesser-Syndrom vor. Die drei zuletzt genannten Erkrankungen fallen in der ICD-10 unter die „sonstigen Essstörungen“ (F50.8), in der ICD-11 unter Binge-Eating-Störung (6B82) bzw. unter „Andere näher bezeichnete Fütter- oder Essstörungen“ (6B8Y) bzw. „Nicht näher bezeichnete Fütter- oder Essstörungen“ (6B8Z).

Abgrenzung zu Anorexie, Binge-Eating-Störung und Purging-Störung

1.6 Komorbidität

BN beeinträchtigt die Betroffenen psychisch, körperlich und sozial erheblich. Dies gilt auch für Jugendliche (Wu et al., 2019).

1.6.1 Psychische Komorbidität

Verbreitete psychische Komorbidität

Für Jugendliche liegen hier keine größeren Untersuchungen vor. Bulimische Erwachsene haben zu über 90 % eine psychische Komorbidität (Udo & Grilo, 2019). Tabelle 2 zeigt die Lebenszeitprävalenz wichtiger psychischer Komorbidität in einer repräsentativen Untersuchung in den USA.

Tabelle 2: Lebenszeitprävalenz komorbider psychischer Störungen bei BN (Udo & Grilo, 2019)

Störung	Lebenszeitprävalenz
Affektive Störungen	79.6 % (v. a. Major Depression)
Angststörungen	44.6 % (v. a. Generalisierte Angststörung, Panikstörung, soziale Angst, spezifische Phobien)
Posttraumatische Belastungsstörung	32.4 %
Substanzabhängigkeiten	67 % (v. a. Alkohol, Nikotin)
Persönlichkeitsstörungen insgesamt	51 %
Borderline-Persönlichkeitsstörung	48.0 %

Affektive Störungen

Affektive Störungen treten häufiger vor dem Beginn einer BN auf als danach oder zeitgleich damit. Dies gilt auch für *Angststörungen*, wobei die Soziale Phobie häufig (bis zu ca. 68 %) auftritt (Wietersheim, 2015; Kerr-Gaffney et al., 2018). Die Schwere der Essstörungspathologie korreliert mit der Ausprägung *sozialer Ängste* (Kerr-Gaffney et al., 2018). Die Lebenszeitprävalenz für *Zwangsstörungen* ist bei der BN ebenfalls hoch (ca. 17 %; Hudson et al., 2007, s. auch Reich & Cierpka, 2010). Neben Kontrollverlusten und impulsiven Seiten liegen in manchen Fällen auch kontrollierende Anteile vor, was dem verbreiteten Perfektionismus entspricht (Reich & Cierpka, 2010). *Suizidversuche* wurden bei ca. 30 % der erwachsenen an BN Erkrankten festgestellt (Udo et al., 2019), *selbstverletzendes Verhalten* bei ca. 25 % (Nutzinger, 2015). Eine neuere Metaanalyse (Martinussen et al., 2017) fand

Soziale Ängste

Persönlichkeitsstörungen

bei ca. der Hälfte aller Betroffenen eine *Persönlichkeitsstörung*, wobei 25 % eine *Borderline-Persönlichkeitsstörung* und ca. 20 % eine vermeidende bzw. abhängige Persönlichkeitsstörung zeigten. *Impulskontrollstörungen* sind mit Essanfällen assoziiert (bei bulimischen Patientinnen Lebenszeitprävalenz von bis zu 22 %; Reich & Cierpka, 2010). Sie gehen mit einer stärkeren Ausprägung der Essstörung einher. Am häufigsten sind zwanghaftes Kaufen und Kleptomanie. Auch *oppositionell-herausforderndes Verhalten* und Störungen des Betragens sind bei der BN häufig (Hudson et al., 2007). Zudem besteht anscheinend eine positive Assoziation zwischen *ADHS* und Bulimie (Kaisari et al., 2017; bis zu 35 %, s. Reich & Cierpka, 2010).

1.6.2 Körperliche Symptome

Schwerwiegende psychosomatische Erkrankung

BN ist eine schwerwiegende psychosomatische Erkrankung mit teilweise erheblichen körperlichen Folgen auf verschiedenen Ebenen. Mögliche Folgen und Symptome sind in Tabelle 3 aufgelistet (s. hierzu auch die AWMF-S3-Leitlinie Diagnostik und Behandlung der Essstörungen; DGPM et al., 2020; vgl. auch Kap. 2.2). Neben einer genauen Exploration möglicher körperlicher Symptome in der Anamnesephase und, bei Verdacht oder erwähntem Auftreten im weiteren Verlauf, ist eine gründliche und je nach Verlauf zu wiederholende körperliche Untersuchung notwendig. Die körperlichen Folgeerscheinungen und Komplikationen entstehen durch Fehlernährung, Untergewicht, Erbrechen sowie Laxanzien- und Diuretika-Abusus.

Körperliche Untersuchung notwendig

Es besteht im Langzeitverlauf z. B. ein erhöhtes Risiko für kardiovaskuläre Erkrankungen und eine dadurch gegenüber nicht essgestörten Frauen erhöhte Mortalitätsrate (Tith et al., 2020).

Tabelle 3: Körperliche Veränderungen bei BN (nach Bailer, 2015; Friederich, 2015; Gerwing & Kersting, 2015; Reich & Cierpka, 2010; Simon & Friederich, 2015; Westmoreland et al., 2016)

Inspektion	• Trockene, schuppige Epidermis • ausgeprägte Karies • Hypersensitivität der Zähne • Haarausfall • Speicheldrüsenschwellung • Entzündungen an Mundschleimhaut und Lippen • Schwielen an Fingern, Läsionen am Handrücken durch häufiges manuelles Auslösen des Würgereflexes
Labor	• Veränderung der Säure-Basen-Relation • Elektrolytstörungen (Hypokaliämie, metabolische Alkalose)

Tabelle 3: Fortsetzung

	• Erhöhung von Transaminasen, Amylase und harnpflichtigen Substanzen • Veränderungen im Lipidstoffwechsel • Erniedrigung von Gesamteiweiß und Albumin
Endokrinologie	• Störung der Hypothalamus-Hypophysen-Nebennierenrinden-Achse, Schilddrüsen-Achse und Gonaden-Achse • Konzentrationserhöhung des Wachstumshormons
Weitere Veränderungen	• Veränderungen der Hirnfunktionen in frontalen, temporalen, zingulären und parietalen Regionen; u.a. Beeinträchtigung der inhibitorischen Kontrolle und des Belohnungssystems; häufiges Persistieren nach Remission • Sekretionsstörungen der Speicheldrüse • Kehlkopfentzündungen • Ösophagitis • Dysphagie • Dyspepsie • EKG-Veränderungen • durch Laxanzienabusus induzierte Komplikationen, z.B. Osteomalazie, Malabsorptions-Syndrome, schwere Obstipation, hypertrophe Osteoarthropathie, Darmbluten • Osteoporose • Amenorrhoe oder Zyklusstörungen

Von daher ergeben sich u.a. die im folgenden Kasten aufgeführten Empfehlungen zur somatischen Untersuchung.

Empfehlungen zur somatischen Diagnostik bei BN

- Körperliche Untersuchung einschl. Gewicht, Größe, Blutdruck, Puls, Zahnstatus
- Labor: Blutbild, Kalium, Natrium, Magnesium, Phosphat, Kreatinin, Amylase, Thyroxin-stimulierendes Hormon (TSH), Leberenzyme, Urinstatus
- Apparativ: EKG, ggf. Gastroskopie

Weitere Folgen sind Veränderungen der Neurotransmitter, z.B. Dopaminmangel mit Hyporesponsivität des Belohnungssystems auf Nahrung (Simon & Friederich, 2015).

1.7 Zentrale Merkmale der Bulimia nervosa

1.7.1 Störungen des Körperbildes

Körperschema-Störungen sind ein wesentliches Charakteristikum von BN und AN und daher auch zentrale diagnostische Kriterien dieser Erkrankungen. Sie wurden erstmals von Hilde Bruch (1962) als Kernmerkmal der AN beschrieben. Diese Bezeichnung zielt auf die Verzerrung der Wahrnehmung von Körperumfang und Körpergröße. Heute werden die perzeptive, die kognitiv-affektive bzw. kognitiv-evaluative und die behaviorale Komponente unterschieden (Tuschen-Caffier, 2015), z. B. die zwanghafte Kontrolle des Gewichts und bestimmter Körperpartien (Bauch, Oberschenkel, Gesäß) oder das zwanghafte Vermeiden, den Körper bzw. bestimmte Körperpartien zu berühren oder diese im Spiegel anzusehen. In dem wohl verbreitetsten Instrument zur Erfassung von Essstörungen nach DSM-IV bzw. DSM-5, dem *Eating Disorder Examination* (EDE; Fairburn & Cooper, 1993; Fairburn & Beglin, 2008; dt. Hilbert & Tuschen-Caffier, 2006, 2016), werden die Konstrukte Unzufriedenheit mit Gewicht und Figur, Überbewertung von Gewicht und Figur, übermäßige Beschäftigung mit Gewicht und Figur sowie Angst vor Gewichtszunahme unterschieden (Grilo et al., 2019). Körperbildstörungen werden auch als „embodiment disorder" konzipiert (vgl. Rossi et al., 2021). Hier besteht eine verminderte Fähigkeit, den Körper „von Innen" zu spüren; stattdessen werden die Beurteilung von „Außen" (der Körper als von anderen gesehenes und beurteiltes Objekt) oder „objektive" Maße (Gewicht, Konfektionsgröße, Bauch- oder Hüftumfang) als einzig relevant für das Körperempfinden angesehen.

Komponenten des gestörten Körperbildes

Mädchen und Frauen mit Essstörungen zeigen eine größere Unzufriedenheit mit dem Körper und stärkere Wahrnehmungsverzerrungen als Frauen ohne Essstörungen. Dies ist auch unter Berücksichtigung einer *normalen Körperunzufriedenheit* bei adoleszenten Mädchen und jungen Frauen der Fall (Cash & Deagle, 1997). Die kognitive und die affektive Komponente scheinen unabhängig voneinander zu sein. Zudem stellen die Einstellung zum Körper bzw. die Überbewertung von Gewicht und Figur und die Wahrnehmung des Körpers bzw. die Unzufriedenheit mit Gewicht und Figur unterschiedliche Dimensionen dar (Grilo et al., 2019). Anhand der Einstellungen und Bewertungen negativer Art lassen sich Frauen mit Essstörungen klarer von Frauen ohne Essstörungen unterscheiden, als dies anhand von Wahrnehmungsverzerrungen der Fall ist. Unterschiede zwischen wahrgenommenem Selbst und Ideal treten hier deutlicher hervor. Eine moderate Verzerrung der Körperwahrnehmung ist mit hoher Wahrscheinlichkeit kein Zeichen für einen sensorisch-perzeptuellen Defekt. Unzufriedenheit mit dem Körper, Überbewertung und übermäßige Beschäftigung mit Gewicht

Unzufriedenheit und Wahrnehmungsverzerrungen

und Figur in der Adoleszenz sagen essgestörtes Verhalten im Erwachsenenalter voraus (Sharpe et al., 2018). Von Bulimie Betroffene scheinen weitaus unzufriedener mit ihrem Körper zu sein als von Anorexie Betroffene. Alle Einstellungsmaße, insbesondere Körperunzufriedenheit und übermäßige Beschäftigung mit dem Körper, unterscheiden deutlich zwischen beiden Gruppen (Grilo et al., 2019). Zudem sind die vier oben genannten Einstellungsmaße eng mit der Häufigkeit von Essanfällen und gegensteuernden Maßnahmen verbunden (Grilo et al., 2019). Wenn sich die Einstellung zum Körper nicht verändert, bleibt das Rückfallrisiko für Essstörungen hoch. Der persistierende Drang, dünn zu sein, ist ein wesentlicher Prädiktor für ein schlechtes Therapieergebnis bei BN im Langzeitverlauf (Quadflieg & Fichter, 2019).

Gleichzeitiges Hypo- und Hyper-Embodiment

Beachte

Bei BN besteht ein „Hypo-Embodiment" neben einem „Hyper-Embodiment". Dies scheint wesentlich zur Aufrechterhaltung der Störung beizutragen. Therapien von Essstörungen sollten deswegen immer auch auf eine Veränderung der Körperwahrnehmung und der Einstellung zu Gewicht und Figur fokussieren (Vocks & Legenbauer, 2005; Tuschen-Caffier, 2015; Rossi et al., 2021).

Störungen des Körperbildes, insbesondere eine negative Einschätzung des Körpers und die Angst vor (weiterer) Gewichtszunahme, erweisen sich als hartnäckige Symptome der Essstörungen. Sie persistieren oft über eine Normalisierung des Essverhaltens bzw. des Gewichtes hinaus (Reich & Cierpka, 2010).

Körperbildstörungen sind mit übertriebener Selbstbeobachtung und Körperkontrolle (body checking) sowie dem Vermeiden, sich mit dem Körper zu konfrontieren (body image avoidance), verbunden, diese wiederum mit Körperscham, die einen engen Zusammenhang mit Essstörungen aufweist (Frost et al., 2014; Schaefer et al., 2018). Exzessives Kontrollieren des Körpers (body checking) ist mit der Angst vor unkontrollierter Gewichtszunahme verbunden (Bailey & Waller, 2017); das exzessive Kontrollieren des Körpers und das Vermeiden, sich mit dem Körper zu konfrontieren, sind mit essgestörten Verhaltensweisen verbunden (Walker et al., 2018).

1.7.2 Schamaffekte

Essstörungen sind mit einem erhöhten Schamempfinden assoziiert, insbesondere BN (Higgins et al., 2015). Dies betrifft auch die Ausprägung von Essstörungssymptomen. Der Schamaffekt ist ein wesentliches Vermittlungsglied zwischen dysfunktionalen Familienbeziehungen und der Essstörungssymptomatik. Dysfunktionale Familienbeziehungen können die Schwere von Essstörungssymptomen und die Schamausprägung vorhersagen. Die Schamausprägung selbst kann die Schwere von Essstörungssymptomen vorhersagen. Bei Kontrolle der Schamausprägung minimiert sich der Einfluss der Familienbeziehungen auf die Essstörungssymptomatik (Frost et al., 2014). Körperscham und Scham bezüglich des Essens korrelieren erheblich mit der Essstörungspathologie (Nechita et al., 2021; vgl. auch Kap. 3.2).

1.7.3 Bindung

Unsichere Bindungen sind verbreitet

Bindungsunsicherheit ist ein unspezifischer Risikofaktor für die Entwicklung von Essstörungen. Dies gilt auch für Kinder und Jugendliche und zeigt sich ebenfalls in prospektiven Studien (Goossens et al., 2012; Jewell, Collyer et al., 2016). Bindungsunsicherheit findet sich in Gruppen von Essgestörten mit einer Häufigkeit von 70 bis 100 %. Bisherige Studien ergeben keinen eindeutigen Zusammenhang zwischen einzelnen Diagnosen und Subtypen von unsicherer Bindung, allerdings zwischen der Schwere von Essstörungssymptomen und der Ausprägung der Bindungsunsicherheit (Tasca & Balfour, 2014). Unsichere Bindung ist mit einem negativen Körperbild verbunden (Rossi et al., 2022). Vermittelnde Faktoren zwischen unsicherer Bindung und Symptomschwere von Essstörungen sind u. a. das starke Bedürfnis nach Bestätigung, das wiederum positiv mit der Körperunzufriedenheit zusammenhängt, maladaptiver Perfektionismus, Überaktivierung von Emotionen und das reflexive Funktionieren bzw. die Mentalisierung. Bindungsvermeiden und Bindungsangst verstärken zudem die Auswirkungen von Kindheitstraumata bezüglich der Kernsymptomatik von Essstörungen (Tasca & Balfour, 2014). Das Ausmaß an Bindungsunsicherheit beeinflusst das Ergebnis von Psychotherapie bei Essstörungen (Rossi et al., 2022).

1.7.4 Persönlichkeitsfaktoren

Perfektionismus

Perfektionismus. Hierunter werden das Setzen und Verfolgen unrealistisch hoher Standards trotz möglicher aversiver Konsequenzen verstanden. Dies kann selbstorientiert, auf andere oder auf soziale Normen orientiert sein. Hierzu gehört auch die Besorgnis über mögliche eigene Fehler. Perfektionismus ist bei BN in der akuten Phase sowie nach der Heilung der Kernsymptomatik zu finden (Bardone-Cone et al., 2007; Cassin & Ranson, 2005). Die Kombination von hohem interpersonellem Perfektionismus, geringer interpersoneller Selbstwirksamkeit, hohem interpersonellem Stress und hoher Selbstwirksamkeit das Gewicht und das Aussehen betreffend ist stark mit Diäthalten verbunden. Dabei erlaubt das Fokussieren auf Figur und Gewicht, unangenehme Gefühle in bzw. gegenüber interpersonellen Situationen zu beruhigen (Cain et al., 2008a).

Beeinträchtigte Mentalisierung

Theory of Mind, Mentalisierung und reflexive Funktionen. Defizite in der Theory of Mind bei an BN Erkrankten scheinen insgesamt geringfügig zu sein (Bora & Köse, 2016). In der Mentalisierungsfähigkeit zeigen an BN Erkrankte mehr Probleme als Gesunde (Sacchetti et al., 2019). Es scheint Untergruppen von Bulimikerinnen mit relativ hohem und mit relativ niedrigem Niveau des reflexiven Funktionierens zu geben (Mathiesen et al., 2015; Jewell, Collyer et al., 2016; Pedersen et al., 2012). Eine gute Fähigkeit zur Beschreibung von mentalen Zuständen geht anscheinend nicht bzw. nur begrenzt mit der Fähigkeit zur Regulierung von Emotionen und Impulsen einher (Mathiesen et al., 2015).

Emotionsregulierung. Hier haben von BN Betroffene oft deutliche Probleme (Dufresne et al., 2020; Lavender et al., 2015). Die Fähigkeit zur Wahrnehmung und Differenzierung von Emotionen ist eingeschränkt (Lavender et al., 2015; Rohde et al., 2019; vage affektive Zustände anstelle diskreter Emotionen). Dies geht mit der Tendenz zu Essanfällen einher (Mikhail et al., 2020). Emotionen können oft nicht adaptiv und situationsangemessen geäußert werden (Lavender et al., 2015). Die Bereitschaft, unangenehme Gefühle beim Verfolgen bedeutungsvoller Aktivitäten zu ertragen, ist eher gering (Lavender et al., 2015). Vor Essanfällen und Erbrechen nehmen negative Emotionen zu und positive Emotionen ab (Selby et al., 2012). Negative Affekte gehen anscheinend dem verstärkten Kontrollieren des Körpers (body checking) voraus und werden hierdurch reduziert (Hartmann et al., 2019).

Gestörte Emotionsregulierung

Impulsivität. Diese ist charakterisiert durch einen Mangel an Antizipation der Risiken und Konsequenzen von Handlungen. Von BN Betroffene zeigen über die Essstörung hinaus impulsivere Verhaltensweisen (Selby et al., 2012) und sind impulsiver als von restriktiver AN Betroffene und nicht psychiatrische Kontrollgruppen (Dufresne et al., 2020). Impulsivität geht mit der Neigung zu Essanfällen einher (Higgins et al., 2015). Vermutlich hängt die Impulsivität von Bulimikerinnen mit deren emotionaler Instabilität zusammen (Cassin & Ranson, 2005).

Impulsivität

Sensationssuche. Dies wird verstanden als das Bedürfnis nach verschiedenartigen, neuen und komplexen Empfindungen und Erfahrungen sowie die Bereitschaft, hierfür physische und soziale Risiken auf sich zu nehmen. Essgestörte mit Essanfällen oder Purging-Verhalten oder beidem (bulimische AN, BN, Binge-Eating-Störung) zeigen diese Tendenz stärker als von restriktiver AN Betroffene und Kontrollgruppen. Ähnliches gilt für das hiermit korrelierende Persönlichkeitsmerkmal „Neuigkeitssuche“ (Atiye et al., 2015; Cassin & Ranson, 2005).

Narzissmus. Verstanden als pathologische Beschäftigung mit der körperlichen Erscheinung und Präsentation ist dieser bei Essstörungen stärker ausgeprägt als bei anderen psychiatrischen Störungen (Cassin & Ranson, 2005).

Soziotropie – Autonomie. Soziotropie ist gekennzeichnet durch die Sorge um die Akzeptanz und die Billigung durch andere, Autonomie ist gerichtet auf Unabhängigkeit, Kontrolle und Leistung. Gestörtes Essverhalten scheint mit beidem verbunden zu sein. Vermutlich moderiert ein geringes Selbstwertgefühl die Beziehung zwischen Autonomie und gestörtem Essverhalten. Frauen mit ausgeprägter Soziotropie zögern, Emotionen zum Ausdruck zu bringen, die ihre interpersonellen Beziehungen stören könnten, z.B. Wut. Die Unterdrückung dieser Emotionen macht sie vulnerabel für Essstörungen. Der Ausdruck von Emotionen moderiert so die Beziehung zwischen Soziotropie und Essstörung (Cassin & Ranson, 2005).

Soziale Absonderung (detachment). Essgestörte, auch jugendliche von BN Betroffene zeigen ein erhöhtes Ausmaß sozialer Absonderung und ein Vermeiden sozial-emotionaler Erfahrungen (Dufresne et al., 2020).

Umgang mit Wut. Hier zeigt sich ein Zusammenhang zwischen aktueller Wut (state), Neigung zu Wutgefühlen (trait) und Unterdrückung von Wut mit bulimischen Verhaltensweisen. Essanfälle und Erbrechen sind stark mit der Neigung zu Wut verbunden, exzessive körperliche Bewegung mit aktueller Wut und Laxanzienmissbrauch mit der Unterdrückung von Wut (Waller et al., 2003).

Geringe Selbstbestimmtheit

Weitere Persönlichkeitszüge. Von BN Betroffene entwickeln – wie andere Gruppen von Essgestörten – eine Tendenz zur Vermeidung unangenehmer Erfahrungen (harm avoidance; Atiye et al., 2015), geringer Selbstbestimmtheit (self-directedness; umfasst Selbstakzeptanz, persönliche Verantwortung, Wahrnehmung des Selbst als autonom und integriert), und geringer Kooperativität (Cassin & Ranson, 2005). Bezüglich des Ausmaßes von Extraversion liegen unterschiedliche Ergebnisse vor (Allen, Robson & Laborde, 2020; Dufresne et al., 2020; Garrido et al., 2018). Die Ausdauer beim Verfolgen von Aufgaben scheint ebenfalls erhöht zu sein, was ein gutes Funktionieren im Leistungsbereich trotz schwerer Symptomatik ermöglicht (Atiye et al., 2015).

Operationalisierte Psychodynamische Diagnostik (OPD)

Operationalisierte Psychodynamische Diagnostik (OPD). In der Strukturachse der OPD (Arbeitskreis OPD, 2014) zeigen bulimische Patientinnen deutliche Probleme in der Selbst- und Objektwahrnehmung, der Selbstregulierung und Regulierung von Beziehungen, der emotionalen Kommunikation nach innen sowie der Bindung an innere und äußere Objekte (Rohde et al., 2019).

1.7.5 Interpersonelle Probleme

Ausgeprägte interpersonelle Probleme

Von BN Betroffene zeigen eine ganze Reihe von Problemen in zwischenmenschlichen Beziehungen (Arcelus et al., 2013):

- starkes interpersonelles Misstrauen und ausgeprägte Angst vor Intimität,
- negative Interaktionen und Konflikte mit anderen, weniger Fähigkeiten zu interpersoneller Problemlösung,
- ausgeprägte interpersonelle Sensitivität,
- soziale Angst,
- negative soziale Vergleiche und Angst vor negativer Bewertung,
- ausgeprägte öffentliche Selbstbewusstheit,
- stärkere Diskrepanz zwischen idealer und realer Unterstützung durch andere,
- weniger Methoden, soziale Unterstützung als Reaktion auf Stress zu suchen,
- weniger soziale Unterstützung, auch von Freunden und Familie,
- schlechtere soziale Anpassung in allen Bereichen.

Hinzu kommt oft eine ausgeprägte Suche nach sozialer Bestätigung (Mason et al., 2016).

1.8 Einflüsse auf die Entstehung der Bulimia nervosa

1.8.1 Genetische Einflüsse

Zwillingsstudien

In Familien- und Zwillingsstudien schwanken die Angaben für den erblichen Anteil bei BN zwischen 28 und 83 % (Frieling et al., 2015; Mayhew et al., 2018). Assoziationsstudien an ausreichend großen Kollektiven gibt es ebenso wenig wie ausreichende Replikationen positiver Befunde (Bulik et al., 2019). Studien legen u. a. Zusammenhänge zwischen Impulsivität, affektiver Instabilität und Borderline-Zügen bei BN und den für Serotonintransport und -rezeption kodierenden Genen (5-HTTLPR, 5 HAT-2A, 5-HT-2C) nahe (Frieling et al., 2015) sowie epigenetische Mechanismen, z. B. zwischen der s-Variante von 5-HTTLRP, sexuellem Missbrauch und höherem „sensation seeking" sowie unsicherer Bindungsfähigkeit bei BN (Karwautz et al., 2011).

1.8.2 Peergroup und Medien

Mit der verstärkten Abhängigkeit von Gleichaltrigen kann sich in der Adoleszenz der soziale Druck erhöhen, einem bestimmten Körperbild genügen zu müssen. Durch soziale Nähe entwickelt sich eine Tendenz zur sozialen Konvergenz. Diese betrifft auch Körperbild und Essverhalten (Reich, 2008b). Diätverhalten und die Bedeutung von Gewicht bei Gleichaltrigen mit entsprechenden Normen erhöhen die Neigung zu gestörtem Essverhalten (Forney et al., 2012) ebenso wie Geärgert- und Drangsaliert-Werden (insbesondere bei Bulimie; Hilbert et al., 2014), wobei Essgestörte unter Gleichaltrigen häufig relativ isoliert sind (Krug et al., 2012; Reich, 2008b).

Zudem geht die Ausprägung von Essstörungssymptomen mit der Häufigkeit der Nutzung sog. sozialer Medien einher. Longitudinalstudien (z.B. Dakanalis et al., 2015; de Vries et al., 2016) weisen auf einen deutlichen medialen Einfluss auf Körperunzufriedenheit hin, insbesondere besteht ein Zusammenhang zwischen dem „Posten" von eigenen Bildern und Essstörungssymptomen (Wick & Keel, 2020). Dieser Zusammenhang erhöht sich mit der Dauer des Postens eigener Bilder bei Mädchen (Wilksch et al., 2020). In Medien idealisierte Bilder haben einen schädigenden Einfluss auf vulnerable Individuen („Internalisierer", „Selbst-Objektivierer"), unabhängig von Charakteristika der Medien oder deren Nutzung. Die Internalisierung medialer Körperideale geht dem sozialen Vergleichen des Aussehens und der Körperunzufriedenheit voraus, und Körperunzufriedenheit fördert wiederum die Internalisierung medialer Ideale (Rodgers et al., 2015). Über körperbezogene Scham und Angst bezüglich des Aussehens vermittelt, entsteht ein gestörtes Essverhalten. Insbesondere die mittlere und späte Adoleszenz sind hier vulnerable Phasen.

Häufige Nutzung sozialer Medien

Internalisierer und Selbst-Objektivierer

1.8.3 Konformitätsdruck

Bulimische Patientinnen stehen unter einem ungeheuren Druck, verschiedenen, auch sich völlig widersprechenden sozialen Rollen genügen zu wollen. Hierbei überfordern sie sich (Timko et al., 1987). Interpersonelle Sensitivität ist ebenso wie ein brüchiges Selbstgefühl mit bulimischen Verhaltensweisen verbunden (Hamann et al., 2009). Bei bulimischen Frauen finden sich häufiger eine stärkere Außenorientierung und eine stärkere Sozialangst als bei nicht essgestörten Frauen und Anorektikerinnen

Außenorientierung

(Grabhorn et al., 2006). Gleichzeitig erleben sie sich in stärkerem Maße als unecht. Diese Faktoren wiederum sind mit einer abwertenden Einstellung zum eigenen Körper verbunden (Striegel-Moore et al., 1993). Von daher übernehmen von BN Betroffene das soziale Ideal der Schlankheit sehr viel stärker als nicht essgestörte Frauen (Silberstein et al., 1987). „Die kausale Verknüpfung zwischen der Rezeption überschlanker Models und der Ausbildung bulimischer Symptomatik kann als gesichert angenommen werden“ (Jäger, 2015, S. 136). Dies vollzieht sich auf dem Hintergrund einer zunehmend auf den Körper bezogenen sozialen Kontrolle, die besonders Frauen betrifft (Habermas, 1990).

1.8.4 Traumatisierungen

Komplexe Traumafolgen

Traumatische Erfahrungen sind ein genereller, aber kein spezifischer Risikofaktor für bulimische Essstörungen. Sie scheinen bei Patientinnen mit bulimischen Symptomen im Vergleich zu von anderen Essstörungen Betroffenen gehäuft vorzukommen (Reich, 2022b). Schätzungen zufolge durchlebten 30 % der Patientinnen mit BN in ihrer Kindheit einen sexuellen Übergriff, über 50 % eine körperliche Misshandlung (Steiger et al., 2010). Sexueller Missbrauch ist besonders eng mit der Diagnose Bulimie (Castellini et al., 2016) bzw. bulimischen Symptomen verknüpft (Madowitz et al., 2015). Daneben spielen emotionaler Missbrauch (Reich, 2022b) sowie Belästigung („bullying“) und Geärgert-Werden, insbesondere in der Adoleszenz, eine Rolle (Hilbert et al., 2014; Copeland et al., 2015). Pränataler und postnataler Stress von Müttern scheint ebenfalls mit späteren bulimischen Symptomen der Kinder assoziiert zu sein (Su et al., 2016).

Für die Vermittlung zwischen diesen Erfahrungen und Essstörungssymptomen wurden unterschiedliche Faktoren identifiziert (Castellini et al., 2016; Madowitz et al., 2015; Reich 2022b), deren Zusammenwirken jeweils klinisch im Einzelfall zu explorieren ist: schwere Körperbildstörungen, verbunden mit ausgeprägter Scham; Dissoziation, die durch Essanfälle und Erbrechen verstärkt werden kann; negative Affekte und emotionale Dysregulation, die durch diese Verhaltensweisen blockiert werden können; sowie psychische Komorbidität wie posttraumatische Belastungsstörungen oder emotionale Instabilität bzw. Borderline-Züge (Reich, 2022b). Eine Posttraumatische Belastungsstörung wurde bei ca. 30 % (Udo & Grilo, 2019) bis 40 % (Mitchell et al., 2012) der an Bulimie Erkrankten gefunden. Frauen mit Posttraumatischer Belastungsstörung haben ein bis dreifach erhöhtes Risiko, an einer Bulimie zu erkranken (Swinbourne & Touyz, 2007).

Food addiction – ein bisher unterschätzter Einfluss bei der Entwicklung von bulimischem Verhalten

„Eine wesentliche, bisher vernachlässigte Rolle in der Entwicklung der Essstörungen spielt die im DSM-5 beschriebene, in den letzten Jahren zunehmend untersuchte *food addiction* (Sucht nach Nahrungsmitteln) entsprechend den Kriterien der ‚unspezifischen Substanzgebrauchsstörung' (DSM-5)" (Reich, 2022b, S. 542). Verminderte Kontrolle, soziale Einschränkung, riskanter Gebrauch, Toleranzsteigerung und Entzug kennzeichnen diese Störung. Die beiden letztgenannten sind keine notwendigen Merkmale. Konsumiert werden hochglykämische (Zucker) und (gesättigt) fetthaltige leicht verzehrbare Nahrungsmittel. „Moderne westliche (industrielle) Nahrung enthält eine hohe Konzentration von Zucker, gesättigtem Fett (und Salz). Zucker, gesättigte Fette, Salz und Koffein haben (kombiniert) Suchtpotenzial, werden bei Fastfood-Konsum oft gemeinsam verzehrt" (Reich, 2022b, S. 542). Der Verzehr dieser Nahrungsmittel steigert u. a. die Dopaminfreisetzung und somit das Belohnungsgefühl. „Bei Bulimie (auch bei Binge-Eating-Störung) wurde eine verminderte Zahl von Dopaminrezeptoren gefunden (entsprechend dem *reward defiency syndrome* bei Sucht) (Albayrak & Hebebrand 2015). Der Wechsel von restriktivem Essverhalten und Essanfällen (typisch für Bulimie) fördert als intermittierende Verstärkung die Abhängigkeit" (Reich, 2022b, S. 542). Diese Befunde unterstreichen den von uns betonten Suchtcharakter der BN mit den entsprechenden Behandlungsmodifikationen (siehe unten).

1.8.5 Familiäre Einflüsse

Füttern, emotionale Kommunikation und frühe Schemata

Essstörungen sind vielfältig mit familiären Beziehungen verknüpft. Familiäre Faktoren wirken auf das Körpergefühl und das Essverhalten direkt über das Verhalten der Eltern und entsprechende Kommentare sowie indirekt über die Beziehungsgestaltung. Bereits die Interaktionen im Kontext des Fütterns gehören zu den ersten und elementarsten Bereichen der Kommunikation. Sie bilden eine wesentliche Folie für neurophysiologische und intrapsychische Schemata.

Retrospektive, korrelative und prospektive Studien zeigen, dass klinisch manifeste Essstörungen bei Eltern sowie übertriebene und einseitige schlankheits-, essens- und gewichtsbezogene Erziehungseinflüsse zur Entwicklung von Essstörungen beitragen (Geissner & Schary, 2005) und dass gestörtes Essverhalten transgenerational weitergegeben wird (Bould et al., 2015; Cierpka & Reich, 2010; Field et al., 2008; Reich, 2005, 2015 und die

Transgenerationale Weitergabe

dort zitierte Literatur; Watson et al., 2018; Whitehouse & Harris, 1998; Wohlfahrt et al., 2022 und die dort zitierte Literatur; Ziobrowski et al., 2019) :

- Familienmitglieder entwickeln Ähnlichkeiten in der Einstellung zu Nahrungsmitteln, z. B. bezüglich der Sauberkeit, möglicher Ekelgefühle und der Lebensmittelpräferenzen.
- Gestörte Einstellungen der Mütter zum Essen werden oft an die Töchter weitergegeben.
- „Gezügeltes Essverhalten", ein wesentlicher Risikofaktor für spätere Essstörungen, wird intrafamiliär von Müttern an Töchter weitergegeben.
- Mütter essgestörter Töchter beginnen oft selbst in einem früheren Alter mit Diäten als Mütter von nicht Essgestörten.
- Die Wahrnehmung des Gewichtes der Töchter durch die Mütter ist prospektiv ein wesentlicher Prädiktor für deren späteres Diätverhalten. Zum Beispiel meinen Mütter Essgestörter in stärkerem Maße, dass ihre Töchter – unabhängig von deren realem Gewicht – abnehmen sollten, als Mütter von nicht Essgestörten.
- Die Differenz zwischen der Selbsteinschätzung von Töchtern hinsichtlich ihrer Attraktivität und der diesbezüglichen Einschätzung der Mütter ist bei Essgestörten signifikant höher als bei nicht Essgestörten.
- Elterlicher Schlankheitsdruck, vor allem durch Mütter, die sich selbst sehr um Schlankheit bemühen, verstärkt Tendenzen zu pathologischen Formen des Diäthaltens.
- In Familien mit Essstörungen finden sich insgesamt häufiger kritische und abwertende Kommentare zu Figur, Gewicht und Essverhalten als in Familien psychiatrischer und gesunder Vergleichsgruppen (Tetzlaff & Hilbert, 2014). Dies gilt in besonderem Ausmaß für Bulimikerinnen bzw. für bulimische Symptome.
- Eltern von Bulimikerinnen beschäftigen sich übermäßig mit Gewicht und Essen.
- In Familien Essgestörter finden sich eine stärkere Körperunzufriedenheit, eine stärkere Orientierung auf das soziale Ansehen und auf Leistung als in Familien nicht Essgestörter.
- Die Entwicklung von BN lässt sich durch familiäre Betonung und Verstärkung von Aussehen, Diäthalten sowie von exzessiven Versuchen der Gewichtskontrolle (z. B. durch Sport oder Erbrechen) vorhersagen bzw. ist mit exzessiver Betonung von Fitness und „in Form bleiben" sowie negativen Konsequenzen für Übergewicht in der Adoleszenz verbunden (Machado et al., 2016).
- Der Einsatz von Essen als Mittel gegen Langeweile und negative Gefühle fördert bulimisches Essverhalten sowie die Überzeugung, dass sich die Lebensqualität durch einen schlanken Körper verbessert.

Studien belegen vielfältige Zusammenhänge

- Manifeste Essstörungen sind in Familien von Bulimikerinnen (und Anorektikerinnen) häufiger zu finden als in Familien psychiatrisch unauffälliger Kontrollpersonen und Vergleichsgruppen mit anderen psychiatrischen Erkrankungen.
- Essstörungen und elterliches Übergewicht sind in Familien von Bulimikerinnen häufiger zu finden als in denen von Anorektikerinnen.
- Kinder von Eltern mit Essstörungen zeigen mehr Störungen im Fütter- und Essverhalten sowie Essstörungssymptome (Watson et al., 2018), mehr Binge-Eating-Verhalten und zwanghafte körperliche Übungen. Die Eltern beobachten das Essverhalten ihrer Kinder stärker und machen sich mehr Sorgen um deren Gewicht (Lydecker & Grilo 2016).
- Kinder bulimischer Frauen zeigen eher Verhaltensprobleme als die von Gesunden (Barona et al., 2016).
- Regelmäßige Familienmahlzeiten fehlen bei Bulimikerinnen häufig. Sie korrelieren negativ mit restriktivem Essverhalten und Sorgen um das Essen (Elran-Barak et al., 2014).

Studien zeigen Unterschiede von Familien von BN-Patientinnen zu Vergleichsgruppen

Familien bulimischer Patientinnen unterscheiden sich in empirischen Studien von Familien anorektischer Patientinnen sowie von normalen und nicht essgestörten Vergleichsgruppen durch (vgl. Reich, 2003a, 2003b, 2005, 2015; Reich & Buss, 2002; Wohlfahrt et al., 2022 und die dort zitierte Literatur):

- Ein schlechteres allgemeines Funktionieren. Die psychosozialen Belastungen sind hier bereits in den ersten sechs Lebensjahren deutlich erhöht (Cerniglia et al., 2017; Larsen et al., 2017).
- Höhere Raten depressiver Erkrankungen als bei anorektischen Patientinnen sowie anderen psychiatrischen und normalen Kontrollgruppen (Fairburn et al., 1997, 1999; Reich, 2003b).
- Stärkere offene Konflikte als bei anorektischen Patientinnen und anderen Vergleichsgruppen (Gonçalves et al., 2016; Reich, 2003a).
- Einen heftigeren Affektausdruck als bei Familien anorektischer Patientinnen (Reich, 2003b). Dort sind die Eltern überfürsorglicher.
- Erhöhte impulsive Verhaltensweisen der Mütter (Rost et al., 2017).
- Mehr Indifferenz, Mangel an Fürsorge, Antipathie und körperliche Misshandlungen als in Familien von Anorektikerinnen. Zudem fanden sich erhöhte mütterliche Kritik und verbale Misshandlungen durch Väter (Krug et al., 2015).
- Einen vernachlässigenden Familienstil (Lobera et al., 2011).
- Weniger Zusammenhalt als in Familien von Anorektikerinnen, z. T. eine geringere Kohäsion als in nicht essgestörten und normalen Vergleichsgruppen (z. B. Cerniglia et al., 2017).

- Eine stärkere Störung der ehelichen Dyade. Störungen der elterlichen Ehebeziehung sind ein Prädiktor für bulimische Symptome (Hochgraf et al., 2019).
- Eine Beeinträchtigung der emotionalen Resonanz gegenüber normalen Vergleichsgruppen, auch gegenüber Anorektikerinnen (Huemer et al., 2012).
- Eine gestörtere Impulskontrolle als bei anorektischen Patientinnen und in normalen Kontrollgruppen (Rost et al., 2017).
- Häufigere Suchterkrankungen und häufigeren Substanzmissbrauch als bei normalen und psychiatrischen Kontrollgruppen sowie bei Angehörigen anorektischer Patientinnen.
- Eine ähnlich starke Leistungsorientierung wie bei Anorektikerinnen, die höher ist als bei Vergleichsgruppen, zudem hohe väterliche (Machado et al., 2016) und mütterliche Erwartungen (Gonçalves et al., 2016) an die Patientin.
- Stark belastete Beziehungen der Eltern (Pilecki et al., 2015) bzw. der Mütter (Ringer & McKinsey Crittenden, 2007) in ihren Ursprungsfamilien. Diese sind den Patientinnen oft verborgen (Ringer & McKinsey Crittenden, 2007).

Pseudo-Autonomie

Aus klinischer Perspektive sind die familiären Bezüge der BN zunächst wenig augenfällig. Die Symptomatik soll unbemerkt von Eltern, Freunden und Partnern bleiben. Häufig ahnen oder wissen es alle, nur sagt niemand etwas. Darüber hinaus verführen die Pseudo-Autonomie sowie die manchmal vorzufindende äußere Trennung von der Familie bei älteren Jugendlichen dazu, den Einfluss ungelöster familiärer Bindungen und Konflikte auf die Entstehung und Aufrechterhaltung der Erkrankung zu übersehen (vgl. Reich 2003a, 2003b, 2005). In Familienanamnesen und Familientherapien zeigen sich oft:

Impulsivität

- *Offene Konflikte,* die impulsiv und heftig ausgetragen werden, aber ungelöst bleiben. Zusammenhalt und Kohäsion sind eher gering ausgeprägt. In den selteneren Fällen von konfliktvermeidendem Familienstil werden über die bulimische Symptomatik oft abgewehrte aggressive Impulse ausagiert. Die Impulsivität kann sich auch in Substanzmissbrauch, Sucht oder auch Kaufsucht zeigen.
- *Störungen der affektiven Resonanz:* Es fehlen häufig emotionale Wärme, liebevolle Zuwendung, Vertrauen und Anerkennung sowie gegenseitiges freudiges Widerspiegeln in den Interaktionen zwischen Eltern und Kind sowie zwischen Geschwistern.
- *Unaufgelöste Dreiecke:* Oft befinden sich die Patientinnen in einem unaufgelösten Dreieckskonflikt mit den Eltern, sind hierbei parentifiziert und haben eine besondere Nähe zum Vater.

Weitere klinische Auffälligkeiten

- *Grenzstörung, Missachtung der Intimschranken:* Dieser bei Familien mit ausgeprägten psychischen Störungen ubiquitäre Faktor zeigt sich bei an BN Erkrankten in einem taktlosen oder herabsetzenden Eindringen in die Privatsphäre und die Gefühlswelt des Kindes. Diese wird nicht wahrgenommen, sondern übergangen. Sie kann mit rigider Grenzziehung und Abweisung bzw. emotionaler Vernachlässigung abwechseln. Manchmal werden vertrauensvolle Beziehungen in der Familie durch offen inzestuöses Handeln ersetzt.
- *Widersprüchliche Normenorientierung und das Ideal der Stärke:* Bei starker Außenorientierung legen die Familien großen Wert auf Selbstkontrolle, ein gutes äußeres Erscheinungsbild, Leistung und Perfektion. Zugleich kommt es immer wieder zu Impulshandlungen und offenen Konflikten, wobei Impulshandlungen oft mehr oder weniger bewusst gebilligt, sogar als ein Zeichen von *Stärke* angesehen werden dahingehend, dass man sich nicht durch Normen eingrenzen lässt.
- *Zwei Realitäten: Scham und Geheimnisse:* Die skizzierten widersprüchlichen Über-Ich- und Ich-Ideal-Anforderungen sowie die Konflikte und Impulshandlungen führen zu zwei nebeneinanderstehenden Realitäten: eine nach außen gezeigte, scheinbar heile und ungestört funktionierende sowie eine von heftigen Auseinandersetzungen, Krankheiten, Misserfolgen und Substanzmissbrauch geprägte Familie. Letzteres wird als Makel erlebt und in Familiengeheimnissen verborgen (Cierpka & Reich, 2010). **Makel und Geheimnisse**

2 Verschiedene psychotherapeutische Modelle der Bulimie-Entstehung und -Behandlung

2.1 Das kognitiv-behaviorale Modell

Das zurzeit führende kognitiv-verhaltenstherapeutische Modell der BN (CBT-E) ist „transdiagnostisch" angelegt. Es betont die Gemeinsamkeiten zwischen den Essstörungen und unterscheidet z. B. nicht zwischen einem bulimischen und einem anorektischen Modus. Essstörungen werden als „kognitive Störungen" verstanden (Fairburn, 2012). Die Therapie versteht sich als Behandlung der Essstörungspathologie, nicht als Behandlung einer Diagnose (Fairburn, 2012). Dabei werden drei Ursachengruppen unterschieden (Bents, 2010): Anfälligkeiten, Auslöser und aufrechterhaltende Mechanismen. Die Therapie konzentriert sich auf die aufrechterhaltenden Mechanismen. Den drei Ursachengruppen liegen nach Fairburn et al. (2003) fünf „Kern-Pathologien" zugrunde. Diese rufen das problematische Essverhalten (zumeist als kompensatorische Reaktion) hervor und werden durch das gestörte Essverhalten weiter verstärkt (Bents, 2010):

Behandlung der Essstörungspathologie

Fünf „Kern-Pathologien"

1. *Dysfunktionale Selbsteinschätzung:* Der Selbstwert hängt zum großen Teil oder ganz von der Wahrnehmung des Essverhaltens, des Körpergewichts und der Figur ab, die übertrieben kontrolliert werden, bei ängstlicher Vermeidung von unkontrolliertem Essen oder Gewichtszunahme und willkürlichen Kriterien z. B. bezüglich Gewichtsgrenzen, Essensauswahl oder Kalorienmengen.
2. *„Klinischer" Perfektionismus:* Der Selbstwert hängt an der perfekten Erfüllung überhöhter Leistungsstandards, wobei diese an Essen und Körper „messbar" werden.
3. *Allgemeine negative Selbsteinschätzung:* Das Selbsterleben ist von Unzulänglichkeit und Unfähigkeit dominiert, obwohl die eigenen Normen erfüllt oder übertroffen werden.
4. *Mangel an Affektkontrolle:* Probleme in der Regulierung intensiver Affekte und entsprechender Schwankungen lassen diese zu Auslösern für Essattacken, Erbrechen und exzessiven Sport werden, die zur „Beruhigung" eingesetzt werden.

5. *Zwischenmenschliche Konflikte:* Diese tragen zur Aufrechterhaltung von Essstörungen bei, z.B. familiäre Probleme, die Behinderung von Abgrenzung und Autonomie, soziale Ängste oder Gruppendruck hinsichtlich restriktiven Essens und Schlankheit.

Überbewertung von Figur und Gewicht

Diese Faktoren führen zu einer Überbewertung von Figur und Gewicht und deren Kontrolle. Das einsetzende gezügelte Essverhalten und die Regulation des Gewichts fördern, insbesondere bei äußeren Belastungen und damit verbundenen affektiven Schwankungen, Essanfälle, auf die dann die gegensteuernden Maßnahmen folgen.

„Mindset der Essstörung"

Die zentrale Pathologie kann als „Mindset der Essstörung" angesehen werden. Es führt dazu, dass die Betroffenen externe und interne Reize selektiv filtern, z.B. nur auf sehr schlanke andere Personen oder den Fettanteil bei Nahrungsmitteln fokussieren, rigide Essensregeln entwickeln, den Körper extrem kontrollieren und emotionale Erfahrungen als „Dicksein" empfinden. Entsprechend dem skizzierten Modell werden ein individuelles Krankheitskonzept und ein entsprechender Therapieplan erstellt.

Die Therapie zielt auf:
- Abbau restriktiver Essgewohnheiten und kontrollierender Maßnahmen zur Gewichtsregulation (Erbrechen, exzessiver Sport etc.),
- Normalisierung des Essverhaltens mit Einbezug bisher vermiedener Lebensmittel,
- Korrektur dysfunktionaler Einstellungen, Bewertungen und Denkmuster,
- Verbesserung der Körperwahrnehmung, von sozialen Kompetenzen und Fertigkeiten zur Affektregulation,
- Langfristige Stabilisierung und Rückfallprophylaxe.

Die auf 20 bis 25 Stunden angelegte Therapie läuft in vier aufeinander aufbauenden Phasen ab, die individuell variiert werden können (Bents, 2010):
1. Diagnostik und Zielklärung,
2. motivationale Vorbereitung,
3. Interventionen,
4. Rückfallprophylaxe und Selbsthilfe.

Motivationsklärung und rasch einsetzende Verhaltensänderungen

Es wird großer Wert auf Motivationsklärung und rasch einsetzende Verhaltensänderungen gelegt. „Der wirksamste Weg zu einer kognitiven Veränderung ist, Patientinnen dabei zu helfen, Veränderungen in ihrem Verhalten zu erzielen und dann die Effekte und Schlussfolgerungen dieser Veränderungen zu analysieren" (Fairburn, 2012, S. 35).

Der Hauptteil der Therapie ist allerdings die Phase drei, in der es um die o.g. aufrechterhaltenden kognitiven Faktoren geht. Dieser in einer Reihe von Studien überprüfte Ansatz gilt derzeit als der „Goldstandard" der BN-

Behandlung. Trotz der empirisch gut überprüften Wirksamkeit sind die Erfolgsraten im Vergleich zur Behandlung anderer Störungen niedrig. Die CBT-E wurde als CBT-A für Adoleszente spezifisch modifiziert (Bents, 2010; Fairburn, 2012). Aufgrund unbefriedigender Ergebnisse wird u.a. vorgeschlagen, die Bindungsunsicherheit bei Patientinnen mit BN und eine entsprechende Entwicklungsperspektive stärker zu berücksichtigen (Rossi et al., 2022), ebenso die oft sehr ausgeprägten Probleme der Emotionsregulierung und des Embodiment bei dieser Patientinnengruppe (Rossi et al., 2021; Trainor et al., 2022). Zudem werden die erlernten „skills" oft nach der Therapie nicht mehr oder seltener angewendet, sodass es zu Rückfällen kommt. Hier werden „Just-in-time"-Interventionen parallel zu den CBT-Sitzungen erprobt (Juarascio et al., 2022), um die Anwendung zu verfestigen – bisher ohne überzeugenden Vorteil.

„Just-in-time"-Interventionen

2.2 Interpersonelle Therapie

Die Interpersonelle Therapie ist eine weitere empirisch validierte Behandlung der BN, die im Einzel- oder Gruppenformat auf die fokussierte Bearbeitung zentraler interpersoneller Probleme in ca. 16 Sitzungen zielt, wobei einer von vier übergreifenden Problembereichen ausgewählt wird: Trauer, Rollenkonflikte, Rollenwechsel oder zwischenmenschliche Defizite (Agras et al., 2000; Fairburn 2012; Fairburn et al., 2015; Weissmann et al., 2000). Die Behandlung konzentriert sich auf zwischenmenschliche Probleme in Gegenwart und Zukunft außerhalb der therapeutischen Beziehung.

2.3 Familientherapie

Die oft erheblichen interaktionellen Verwicklungen bulimischer Jugendlicher und junger Erwachsener mit ihren Angehörigen legen Familientherapie als Behandlungssetting nahe, zumal diese bei adoleszenter AN und BN zurzeit die effektivste Psychotherapie ist (Jewell, Blessitt et al., 2016). Alle aktuellen Formen der Familientherapie bemühen sich um ein Arbeitsbündnis mit allen Familienmitgliedern und setzen zunächst bei einer Stabilisierung des Essverhaltens und den hierbei relevanten Interaktionen an. Schuldzuweisungen an Familienmitglieder (Eltern, Patientin, Geschwister, Großeltern) werden vermieden.

Arbeitsbündnis mit allen Familienmitgliedern

Am Anfang der Therapie stehen oft die medizinische Aufklärung von Patientin und Angehörigen über die Erkrankung, eine Aufklärung über mögliche psychische Zusammenhänge und den Umgang mit der Essstörung im Beziehungssystem. Dabei wird in einigen dieser Therapien, z. B. in der verhaltenstherapeutisch orientierten Familientherapie *(Maudsley family-based treatment, behavioral family systems therapy;* Le Grange & Lock, 2007), darauf hingearbeitet, dass die Eltern wieder die Kontrolle über das Essverhalten der Patientin bekommen. In der Multifamilientherapie werden entweder im tagesklinischen oder ambulanten Setting mehrere Familien mit essgestörten Jugendlichen zusammengefasst. Die Vorteile dieses Settings liegen in der Minimierung von Isolation und Stigmatisierung für die Familien, dem Lernen von anderen betroffenen Familien und der Aktivierung von wechselseitiger Unterstützung (Jewell, Blessitt et al., 2016). Nach der Stabilisierung des Essverhaltens werden problematische familiäre Interaktionen und Entwicklungsprobleme der Adoleszenz bearbeitet. Das psychodynamische Göttinger Modell der Familientherapie folgt dem Schema „Stabilisierung, Konfliktbearbeitung und Reifung", legt aber von Anfang an mehr Wert auf die Klärung familiärer, oft transgenerational begründeter Konflikte (Cierpka & Reich, 2010; Reich 2022a). Auch Multifamilientherapie (Baudinet et al., 2021) hat sich bei Essstörungen im ambulanten und stationären Rahmen als effektiv erwiesen, vor allem bei AN.

Stabilisierung des Essverhaltens

Göttinger Modell der Familientherapie: Stabilisierung, Konfliktbearbeitung, Reifung

2.4 Ergebnisse bisheriger Psychotherapieforschung

Kontrollierte Studien zur Psychotherapie der BN wurden bisher hauptsächlich im Erwachsenenbereich durchgeführt. Allgemein gilt störungsorientierte kognitiv-behaviorale Therapie (CBT-E; vgl. Kap. 2.1) als Behandlung der Wahl für BN (Hay, 2013), mit 37 % kumulativer Abstinenzraten für Essanfälle (Binge Eating) im Vergleich zur Nichtbehandlung und 34 % im kumulativen Vergleich zu anderen Behandlungen (Hay et al., 2009). Nur 30 bis 50 % der behandelten bulimischen Patientinnen sind nach CBT vollständig geheilt, bei ca. 70 % kann eine vollständige Remission nicht erreicht werden (Juarascio et al., 2022). Auch additive „Just-in-time"-Interventionen verbessern die Ergebnisse anscheinend nicht (Juarascio et al., 2022).

Kognitiv-behaviorale Therapie als Behandlung der Wahl

Interpersonelle Therapie (Agras et al., 2000; Fairburn et al., 2015) erwies sich als ebenso effektiv wie CBT in der Behandlung von Bulimie-Symptomen, allerdings mit langsamerem Verlauf.

Bisher wurden drei Studien zur psychodynamischen Therapie bei BN durchgeführt. Zwei Studien aus den 1990er Jahren (Garner et al., 1993; Bachar et al., 1999) zeigten Verbesserungen der Essstörungssymptome durch

Wenige Studien zur psychodynamischen Psychotherapie

psychodynamische Psychotherapie, wobei die CBT in der Studie von Garner et al. (1993) bessere Remissionsraten erzielte. In einer jüngeren Vergleichsstudie zwischen – nicht auf die Störung orientierter – psychoanalytischer Psychotherapie und CBT-E (Poulsen et al., 2014) erwies sich die CBT als schneller und effektiver bei der Reduktion der Essanfälle und des gegensteuernden Verhaltens sowie bezüglich der generellen psychopathologischen Belastung der Patientinnen.

In der Behandlung jugendlicher BN-Patientinnen wurden neben unserer Studie (Stefini et al., 2017) bisher drei randomisiert-kontrollierte Studien zur Bulimie-Behandlung vorgelegt (Gorell & Le Grange, 2019), alle entsprechend dem familienbasierten Vorgehen (FBT). Dieses Vorgehen erwies sich bezüglich der Essanfälle und des Erbrechens als gleichwertig zu CBT-basierter angeleiteter Selbsthilfe (Schmidt et al., 2007). Manualisierte Familientherapie (FBT-BN) erwies sich einer supportiven Therapie als deutlich überlegen (Abstinenz bezüglich Essanfällen und Gegensteuerung am Behandlungsende 39 % vs. 18 %) und nach 12 Monaten 29 % vs. 10 %). In einem weiteren Vergleich dieses Ansatzes mit für Adoleszente adaptierter kognitiver Verhaltenstherapie (CBT-A; Le Grange et al., 2015) fand sich am Therapieende eine Abstinenzrate bezüglich Essanfällen und Gegensteuerung von 39.4 % (FBT-BN) bzw. 19.7 % (CBT-A) und nach 12 Monaten von 44 % bzw. 25.4 %. Bezüglich der Einschätzung des Selbstwertes und der Depressivität schnitten beide gleich ab. Eine naturalistische Langzeitstudie über sieben Jahre (Stewart et al., 2022) belegt ebenfalls die Wirksamkeit von Familientherapie bei BN (50 % unter dem Cut-off im *Eating Disorder Examination-Questionnaire* [EDE-Q]). Zusammen mit der belegten Wirksamkeit von Multifamilientherapie (s. o., Baudinet et al., 2021) kann derzeit Familientherapie als Behandlung der Wahl bei BN von Jugendlichen gelten. Die S3-Leitlinie empfiehlt zudem Pharmakotherapie nur für die Behandlung von Erwachsenen (Fluoxetin) und auch hier nicht als alleinige Behandlung (DGPM et al., 2020, S. 234).

Familientherapie effektiv bei Jugendlichen und jungen Erwachsenen

3 Psychodynamische Ansätze zum Verständnis der Bulimia nervosa

3.1 Bisherige Ansätze

In unserer Kurzfassung des Manuals (Reich et al., 2014) fassten wir die bisherigen psychodynamischen bzw. psychoanalytischen Ansätze wir folgt zusammen:

> Im psychodynamischen Verständnis der Bulimie gibt es unterschiedliche Ansätze, die dem jeweiligen Entwicklungsstand der psychoanalytischen Theorie entsprechen. Dominierten eine Weile triebtheoretische Hypothesen, die den Mund als Symbol für alle Körperöffnungen, z. B. auch die Vagina ansahen oder orale Symptome als die oralen Aspekte der genitalen Phase repräsentierend („oraler Ödipus"), so erweiterten sich diese Vorstellungen mit der Ich-Psychologie, den Objektbeziehungstheorien und der Selbstpsychologie (Schwartz, 1990). In den zuletzt genannten Ansätzen wird die *Bulimie* häufig mit Störungen der frühkindlichen Separation und Individuation von den primären Beziehungspersonen, insbesondere der Mutter, in Verbindung gebracht (Kernberg, 1995). Die spätere Bulimikerin wird in ihren basalen Bedürfnissen nach einer haltenden Umgebung, Versorgung, Beruhigung und narzisstischer Zufuhr nicht befriedigt (Johnson & Connors 1987; Krueger, 1990; Sands, 1991; Schneider-Henn, 1988; Sugarman, 1991; Wardetzki, 1990). Das psychische Selbst verbleibt in einem von den primären Beziehungspersonen unabgegrenzten Stadium (Krueger, 1990; Sands, 1991; Schneider-Henn, 1988; Sugarman, 1991; Wardetzki, 1990), ebenso das Körperbild, sodass sich keine Körpergrenzen entwickeln können (Krueger, 1990; Sands, 1991). Körper und Geist bleiben, so einige Autoren, unintegriert (Krueger, 1990; Sands, 1991). Selbst- und Objektrepräsentanzen bzw. die kognitive Entwicklung verharren im Sinne eines Entwicklungsstillstandes auf einer sensomotorischen Stufe, bzw. der Stufe des Übergangsobjektes oder der Teil-Objekt-Beziehungen (Humphrey, 1991; Humphrey & Stern, 1988). Daher findet keine bzw. keine ausreichende symbolische Affektregulierung statt (Jongbloed-Schurig, 2006). Das Essen wird zum anthromorphisierten Regulator von Spannungen (Johnson & Connors, 1987). Ein Objekt der Außenwelt tritt an die Stelle eines beschädigten oder fehlenden inneren Objektes aufgrund unzulänglicher Interorisierung (Jeammet, 2006). Dabei wird eine Spaltung beschrieben: Die Bulimikerin ist auf das Objekt (Mutter = Essen) angewie-

Unterschiedliche Ansätze gemäß jeweiliger Entwicklung der Theorie

Essen als anthropomorphisierter Regulator von Spannungen

> sen, das aber gleichzeitig als feindseliges böses Objekt wahrgenommen wird, dessen sie sich wieder entledigen muss, um nicht „kontaminiert" zu werden (Jongbloed-Schurig, 2006). Bulimikerinnen entwickeln eine pseudoreife Autonomie, wobei aufgrund der mangelnden frühen Zuwendung dysphorische verstörte innere Zustände abgewehrt oder abgespalten bleiben. Es entstehen ein 'falsches Selbst' (Johnson & Connors, 1987) bzw. zwei Selbstanteile, wobei das 'bulimische Selbst' (Sands, 1991), das eng mit dem Körperselbst verbunden ist, die dunklen, gierigen und schambesetzten Seiten der Person repräsentiert (Ettl, 2001). Auf der einen Seite bestehen starke Wünsche nach Bindung und Abhängigkeit, die die aus dem mütterlichen 'Unterinvolviertsein' resultierenden Gefühle von Leere und Wertlosigkeit beseitigen helfen sollen. Auf der anderen Seite entwickeln sich starke Bindungsängste aufgrund befürchteter Enttäuschung oder Zurückweisung (Johnson & Connors, 1987). Hunger entspricht dann dem übergroßen Bedürfnis nach Nahrung und Zuwendung, das Diäthalten der Idealisierung einer perfekten Erscheinung und unrealistischen Erwartungen. Der Essanfall entspricht dem Kontrollverlust und der zwanghaften Befriedigung primärer Bedürfnisse, das Erbrechen dem Entledigen oder der projektiven Identifikation von feindseligen, bösen, aggressiven oder inadäquat erlebten Impulsen und Selbstanteilen (Humphrey, 1991; Humphrey & Stern, 1988). Diese Konzeptionen sind zum Teil kritisiert worden, weil sie spätere Entwicklungsphasen nicht berücksichtigen (Diebel-Braune, 1991; Schwartz, 1990) bzw. auf Voraussetzungen beruhen, die aufgrund neuerer entwicklungspsychologischer Erkenntnisse als unhaltbar erscheinen (Dornes, 1997; Reich, 1994, 2003a). Schwartz (1990), Sugarman (1991) und Diebel-Braune (1991) sehen den Faktor der Regression vernachlässigt. Letztere fand keine Hinweise auf Entwicklungsdefizite in der Individuations- und Loslösungsphase. Sie und auch Schwartz (1990) sehen bei Bulimikerinnen vor allem ödipale Konflikte, die in der Adoleszenz wiederbelebt werden und aufgrund konflikthafter Identifikationen durch Regression auf orales Erleben abgewehrt werden müssen. Diebel-Braune (1991) fand in der Adoleszenz ihrer Patientinnen massive Partnerschaftskonflikte, Trennungen und Scheidungen der Eltern. Das väterliche Verhalten war ungeeignet, die ödipale Konstellation der Adoleszenz zu überwinden. Hierdurch wurden die bulimischen Mädchen in die Bindung zur Mutter zurückverwiesen. Ettl (2006) sieht eher das Bemühen der Bulimikerin, den Vater als Komplizen gegen die enttäuschende Mutter zu gewinnen und sich von dieser und deren Körper in der Adoleszenz abzugrenzen. Er beschreibt den zentralen inneren Konflikt der Bulimikerin als den zwischen einem perfektionistischen, zur Scham neigenden, dabei Verschmelzung suchenden, Objekte idealisierenden Ich-Ideal und einem ebenfalls perfektionistischen, Kontrolle einfordernden Über-Ich. (Reich et al., 2014, S. 3 ff.)

Das bulimische Selbst

Konzeptuelle Vernachlässigung der Regression

Ödipale Konstellation

Zur Entwicklung der bulimischen Symptomatik und deren Aufrechterhaltung legte neben Habermas und Müller (1986) und Johnson und Connors (1987) Feiereis (1989) ein Kreismodell vor. Im Mittelpunkt steht hier eine Ich-Spaltung. Es entwickelt sich ein machtloses, beobachtendes Ich und ein die bulimische Handlung durchführendes, zunächst gieriges, nach dem Essanfall aber (wegen der Folgen) ängstliches Ich.

3.2 Das psychodynamische Konzept unseres Manuals

In dem unserem Manual zugrunde liegenden Konzept sehen wir BN als eine schwere psychosomatische Erkrankung, die sich rasch chronifiziert. BN ist physiologisch mit einer Störung der Hunger-Sättigungs-Regulierung verbunden und setzt sich selbst verstärkende (neuro-)physiologische Mechanismen in Gang, die wir zum Teil noch nicht kennen. Von daher muss die Erkrankung auf mehreren Ebenen angegangen werden.

Der bulimische Modus

Wir verstehen BN als eine elaborierte habitualisierte Impulshandlung (Habermas, 1990). Dabei folgen die Betroffenen dem *bulimischen Modus*[4].

Bulimischer Modus

Von BN Betroffene sind auf der Suche nach etwas, was sie *in sich hineinnehmen* können, um Konflikte und unangenehme Affektspannungen zu regulieren. Allerdings nehmen diese Spannungen nur kurzfristig ab, in manchen Fällen gar nicht. Körperbezogene Ängste, Scham- und Schuldgefühle nehmen zu. Wenn die Betroffenen sich der aufgenommenen Substanzen *wieder entledigen* können, fühlen sie sich von dem Unangenehmen, Schlechten befreit.

Psychodynamik von Impulshandlungen

Einen wesentlichen, nach wie vor aktuellen Beitrag zum Verständnis von Impulshandlungen formulierte Fenichel (1945). Impulsive Handlungen „dienen dem Zweck, *vor einer Gefahr zu fliehen, sie zu verleugnen* oder sich ihr gegenüber *in Sicherheit zu bringen.* Diese Formel gilt natürlich nur, wenn die ‚Depressionen' zu den ‚Gefahren' gerechnet werden. Die Bekämpfung einer Gefahr ... muss nicht notwendig erreicht werden. Charakteristisch ... ist die Art, in der ... ein Sicherheitsstreben mit einem Streben nach Triebbefriedigung verdichtet wird" (Fenichel, 1945, S. 246, Hervorhebung G. R.). Bei den „Impulshandlungen" werden also intrapsychische Spannungen als Gefahr („Trauma") erlebt. Diese Spannungen sind subjektiv unerträglich. Ziel der Impulshandlung ist die Beseitigung der Spannung. Handeln ersetzt dabei die innerseelische Verarbeitung von Spannungen. Die Impulshandlungen sind im Unterschied zum Zwang ich-synton, zumindest solange sie durchgeführt werden. Sie sind gekennzeichnet durch eine intensive Objektabhängigkeit. Die Zufuhr an Zuwendung und Anerkennung wird als existenziell erlebt. Bei Frustration kommt es zu einem Konflikt

4 Im Gegensatz zum anorektischen Modus (Reich & Boetticher, 2017): Anorektikerinnen sind bestrebt, Äußeres aus sich herauszuhalten, um ihre Grenzen und ihr Sicherheitsgefühl zu wahren.

zwischen Abhängigkeit und Aggression. Nach Fenichel liegt Impulshandlungen *dieselbe Disposition zugrunde wie der Depression,* eben die Ambivalenz dem Objekt gegenüber. Ein ubiquitäres Dilemma ist, dass die Sehnsucht nach dem Objekt zugleich als gefährliche Triebspannung erlebt wird. In diesem Sinne streben impulsive Handlungen nach einem Ziel, das zugleich vermieden werden soll (Fenichel, 1945).

Das ambivalent besetzte Objekt

Genau dies ist bei der Bulimie der Fall. Mit dem Ziel der Beruhigung von Affekten und der Regulierung von Spannung ist zugleich die Gefahr der Gewichtszunahme verbunden, die vermieden werden soll. Im Weiteren führt Fenichel wie später auch Wurmser (1985, 1987, 1990) aus, dass bei Impulshandlungen häufig Über-Ich-Konflikte virulent sind, z. B. bei moralischen Masochisten mit intensivem Strafbedürfnis. Die Betroffenen haben in der Regel hohe, idealisierte Erwartungen an das Selbst und die Objekte. Dies geht einher mit einer niedrigen Schwelle zu Enttäuschung, Kränkung, Beschämung und Schuldgefühlen. Impulshandlungen können auch zur Abwehr von Scham- und Schuldgefühlen und den entsprechenden Schwankungen des Selbst- und Selbstwertgefühls eingesetzt werden. Nicht selten findet man bei Impulshandlungen einen Wechsel von Perioden mit starkem Schuld- und Schambewusstsein und solchen, in denen sich das Über-Ich scheinbar untätig verhält. Durch Impulshandlungen kann es zu einer deutlichen Verschiebung von Scham- und Schuldgefühlen in andere Zusammenhänge kommen.

Über-Ich-Konflikte

Verschiebung von Scham- und Schuldgefühlen

Beachte

Handlungssymptom

BN ist ein *Handlungs*symptom. Eine Handlungsfolge *ersetzt* die innerseelische Verarbeitung. Das Ich der Betroffenen erscheint als *nur mit dieser Symptomatik funktionsfähig.* BN ist immer mit einem *gestörten Körperbezug* verbunden.

Die bulimische Impulshandlung als Versuch, innerseelische Spannungen durch dingliche Objekte, eben das Essen, zu regulieren, liegt zwischen unwillkürlichem Symptom, unbewusst intrapsychischer Abwehr und sanktionierter Kulturtechnik (Habermas, 1990). Sie ist wie alle Impulshandlungen zeitweise ich-synton, zeitweise ich-dyston.

Zentraler Identitätskonflikt: Ideales vs. defektes, bulimisches Selbst

Dieser Wechsel beruht auf einem tiefergehenden Identitätskonflikt (Reich, 1992, 2003b, 2010a; Reich & Cierpka, 1998). Dieser besteht aus einem Selbstanteil der Aktivität, des Funktionierens, der Selbstkontrolle und Autonomie, den die Patientinnen nach außen zeigen möchten, einem *idealen Selbst* und einem *defekten Selbst,* d. h. einem Selbstanteil der Bedürftigkeit, Schwäche und Unkontrolliertheit. Dieser wird als Makel, als Defekt, erlebt und verborgen (vgl. Abb. 1).

Nach außen gezeigt bzw. intendiert:		Verborgen und abgewehrt:
• kompetentes • starkes • sicheres • funktionierendes • aktives • selbst kontrollierendes • autonomes • perfektes „ideales“ Selbst	⟷	• schwaches • bedürftiges • abhängiges • unkontrolliertes • impulsives „makelhaftes“, „defektes“, bulimisches Selbst

Abbildung 1: Der zentrale Identitätskonflikt bei Bulimia nervosa

Doppelte Realität

Die Patientinnen leben in einer „doppelten Realität“ (Pettersen et al., 2008). Deren eine Seite zeigt sich im Streben nach Schlankheit, in der Besorgtheit um die äußere Erscheinung, der Beschäftigung mit Nahrung und Essen, deren andere Seite im Essanfall und im Erbrechen. Schlankheit und eine attraktive äußere Erscheinung repräsentieren das ideale Selbst, Essen, Essanfälle und gegensteuernde Maßnahmen das defekte Selbst. „Typischerweise erleben bulimische Patientinnen ihren Körper oder Teile ihres Körpers als defekt oder mit einem Makel behaftet“ (Reich, 2010a, S. 72).

Das Erleben des Makels in Bezug auf den Körper ist den Patientinnen bewusst und sie können es, oft unter Schamgefühlen, benennen. Zunahme über ein bestimmtes Gewicht hinaus muss vermieden werden, da es den Makel deutlich macht. Hier manifestiert sich die Verschiebung eines sehr viel tiefer gehenden Erlebens von Makel und Defekt. Diese Verschiebung vom psychischen Selbst zur Körperwahrnehmung ist für Bulimikerinnen typisch (Reich, 2010a; Reich & Cierpka, 1998). Sie empfinden sich im Kern ihrer Person als nicht liebens- und achtenswert.

Die zentrale Angst

Die zentrale Angst der an Bulimia nervosa Erkrankten

„Wenn die defekten Selbstanteile sichtbar werden, werde ich vom Gegenüber verachtet und als nicht liebenswert fallengelassen.“

Der Leitaffekt der BN ist *Scham.*

In der klinischen Praxis versuchen die Patientinnen zunächst, dieses Erleben abzuwehren, den Makel zu verbergen, zuallererst im Symptom

(Reich, 2010a). Der Heißhunger mit Kontrollverlust und „oralem Impulsdurchbruch" bedingt Gegensteuerung und Kontrollmaßnahmen, um die aufgenommene Nahrung direkt (Erbrechen, Laxanzien) oder indirekt (Hungern, exzessive Bewegung) zu beseitigen und die „Impulshandlung" durch eine „Reinigungsaktion" rückgängig zu machen. Gegenüber der Verlockung durch Nahrungsmittel (oft die, die sich die Betroffene sonst verbietet) und dem Kontrollverlust wird die Gegensteuerung, insbesondere das Erbrechen, als Befreiung und Entlastung erlebt. Mit der Symptomatik werden unterschiedliche Konflikte und dysphorische Affekte reguliert. Bulimie ist bei Patientinnen mit unterschiedlichen Strukturniveaus zu finden. Sie sollte nicht nur als „Frühstörung" gesehen oder den narzisstischen und Borderline-Störungen zugeschlagen werden (Herzog et al., 1995; Steiger et al., 1994; Teusch, 1988). *Schwere* bulimische Symptome als Ausdruck einer Störung des Selbst können bei sonst relativ ungestörten Individuen vorkommen. Sie können aber auch Teil eines breiteren Symptomspektrums sein, das auf eine schwerere Störung der Persönlichkeit hindeutet (Steiger et al., 1994). „Die Entwicklung hin zur Bulimie umfasst zudem präödipales, ödipales und adoleszentes Erleben sowie oft Konflikte der Verselbständigungsphase im frühen Erwachsenenalter" (Reich 2010a, S. 73)[5].

Unterschiedliche Strukturniveaus

3.3 Zur Genese des Identitätskonfliktes

3.3.1 Störungen des affektiven Dialogs und der Bindung zu den primären Beziehungspersonen

Hier bleiben basale Bedürfnisse nach Anlehnung, emotionaler Intimität, affektiver Resonanz und Bestätigung unbeachtet oder unbeantwortet, werden abgelehnt oder sogar verachtet, werden also nicht validiert. Manchmal findet auch ein Wechsel zwischen Zuwendung und Missachtung statt, sodass die späteren Patientinnen sich nicht verlässlich orientieren können (Scalf-McIver & Thompson, 1989). Diese Erfahrungen scheinen eher ein durchgängiges Muster und nicht auf die „präödipale" Zeit beschränkt zu sein (Fairburn et al., 1997; Reich, 2003a; Wonderlich et al., 2007). Diese Wünsche und der damit verbundene zentrale Teil der Identität werden abgewehrt, z. B. durch Verleugnung oder Unnahbarkeit und Undurchdringlichkeit. Essgestörte entwickeln häufig einen unsicheren Bindungsstil, Bulimikerinnen oft eine verstrickte („preoccupied") Bindung (Ringer &

Störungen im emotionalen Dialog

5 Die näher interessierte Leserin bzw. der näher interessierte Leser sei auf die in den genannten Arbeiten verarbeitete umfangreiche Anzahl von Studien verwiesen.

McKinsey Crittenden, 2007). Aufgrund der unverarbeiteten Schwierigkeiten in der Beziehung zu den Bindungspersonen kommt es zu einem Hin- und Herpendeln zwischen Wut und Idealisierung, wobei die Sehnsucht nach Zuwendung und Wiedergutmachung bestehen bleibt. In der familiären Vorgeschichte finden sich oft unverarbeitete Verluste und Traumatisierungen. Frühe Trennungsangst und ein verstrickter Bindungsstil haben sich als signifikante Prädiktoren von Köperunzufriedenheit erwiesen (Troisi et al., 2006). Ein ausgeprägtes Bedürfnis nach Nähe geht zudem mit starker Beschäftigung mit dem Gewicht, Essanfällen und kompensatorischem Verhalten einher (Eggert et al., 2007).

Unsicherer Bindungsstil

3.3.2 Konflikte um interpersonelle Grenzen und Intimschranken

Eine zumindest partielle *Missachtung der Intimschranken* und ein taktloses Eindringen in die persönliche Sphäre findet sich in der Genese vieler bulimischer Patientinnen. Grenzverletzungen durch Lächerlich-Machen, Verletzen von Gefühlen oder unvorhersehbares Verhalten sind bei der Entstehung von Essstörungen und von Unzufriedenheit mit dem Körper oft bedeutsam (Kent et al., 1999). Klinisch relevant sind häufig alltägliche, den Betroffenen und ihren Angehörigen als wenig spektakulär erscheinende, zunächst ich-synton erlebte Interaktionen. Diese können immer wieder Gefühle von Schwäche, Hilflosigkeit und Ausgeliefertsein und damit Scham hervorrufen, z.B. das Ausplaudern von Anvertrautem gegenüber Dritten oder das Ironisieren von wichtigem Erleben. Dies fördert die *zentrale Angst* der Patientinnen, dass jede Form der Intimität in einer Bloßstellung endet.

Bloßstellung und Scham

Fallbeispiel: Julia

Der Vater der 18-jährigen Julia hatte die Angewohnheit, nach seinem täglichen Marathontraining nackt vom Schlafzimmer in das Bad und wieder zurück zu gehen. Diese Räume gingen vom selben Flur ab wie das Zimmer der Patientin. Diese traute sich deshalb nicht mehr, Mitschülerinnen zu sich nach Hause einzuladen. Es wäre ihr zu peinlich gewesen, wenn es hier zu einer Begegnung mit dem unbekleideten Vater gekommen wäre. Mit ihrem Empfinden stieß sie beim Vater auf Unverständnis: „Ich bin Sportler, und wir Sportler sind eben nicht so prüde.“ Die Mutter und ihre älteren Schwestern nahmen hierzu ebenso wenig Stellung wie zu der Tatsache, dass der Vater in einem Kalender in der Küche (es war die Zeit vor den Smartphones) notierte, wann die Mutter, die Patientin und deren ältere Schwestern ihre „Tage“ hatten. Das teilte er dann auch gern Besuchern öffentlich mit. Dieses Verhalten wurde in der Familie zunächst als „Normalität" angesehen. Die Patientin empfand ihre diesbezüglichen Gefühle von Scham und Peinlichkeit als „unnormal" und wagte es lange Zeit nicht, sie zu äußern. In der Behandlung wurden diese erst durch explizite Exploration deutlich.

Verletzung der Intimschranken

Die Verletzung der Intimschranken kann auch in sexuellem Missbrauch bestehen (vgl. Abschnitt 1.8.4), wobei nur eine Minderheit bulimischer Patientinnen hiervon betroffen ist. Sexueller Missbrauch geht in der Regel mit einer breiteren Störung des familiären Umfeldes einher und kann hiervon kaum getrennt werden. Diese breitere Störung der familiären Beziehungen hat in der Regel einen größeren Einfluss auf die Entwicklung von seelischen Erkrankungen als der sexuelle Missbrauch selbst (Rind et al., 1998). Sexueller Missbrauch und Misshandlungen können allerdings erheblich zur Herausbildung von Essstörungen beitragen (Reich 2022b, vgl. auch Abschnitt 1.8.4). Sexueller Missbrauch, insbesondere wiederholter schwerer sexueller Missbrauch, ist bei Bulimikerinnen häufiger zu finden als bei gesunden und anderen psychiatrischen Vergleichspersonen (Fairburn et al., 1997, 1999). Bulimisches Essverhalten ist anscheinend stärker mit Missbrauchserfahrungen korreliert als restriktives Essverhalten, vor allem „Purging-Verhalten" wie z. B. Erbrechen (Wonderlich et al., 2007). Klinisch relevant sind die spezifischen Bindeglieder zwischen Essstörungssymptomen und den spezifischen Missbrauchserfahrungen. Sexueller Missbrauch (und körperliche Misshandlung) sind deutlicher mit einem „dissozial-impulsiven Stil" korreliert, der bei Bulimikerinnen häufiger zu finden ist, als mit einem „gehemmt-zwanghaften Stil" (Steiger et al., 2010). Scham, erniedrigende auf den Körper bezogene Vorstellungen, erlebter Kontrollverlust, dissoziative Mechanismen und die Blockierung von Affekten und Kognitionen während der bulimischen Handlung sind weitere Faktoren. Missbrauchserfahrungen während der Adoleszenz können wegen der in dieser Lebensphase stattfindenden Auseinandersetzung um die sexuelle Identität und um sexuelle Partnerschaften besonders traumatisierend wirken.

Missbrauch und Misshandlungen

3.3.3 Persistierende ödipale Konflikte

Persistierende ödipale Konfliktkonstellationen – vielfach vor dem Hintergrund starker ehelicher Spannungen der Eltern (Reich, 2003a, 2003b, 2007; Reich & Cierpka, 1998) – können sich u. a. in folgenden Konstellationen zeigen:

Der idealisierte Vater und die bekämpfte Mutter. Hier betont der Vater, zu dem eine „kumpelhafte" Beziehung besteht, die *männlichen, jungenhaften Seiten* der Patientin, mit denen diese sich identifiziert. Der Wunsch, den

Erwartungen des Vaters nachzukommen, fördert ein Leistung und, insbesondere bei *„weichen"* Gefühlen, Selbstkontrolle betonendes, „phallisches" Ich-Ideal und ein entsprechendes Körper-Ideal. Das sich zugleich entwickelnde erotisierte Verhältnis gibt der Patientin das Gefühl, die „bessere Partnerin" zu sein, was in der Regel mit abgewehrten Scham- und Schuldgefühlen verbunden ist. Väter bulimischer Patientinnen, seltener die Mütter, scheinen zudem in einer Reihe von Fällen zu *impulsiven Handlungen* zu neigen, z. B. impulsivem Alkoholabusus, Jähzorn bis hin zu Gewalttätigkeit (Reich, 2003a, 2003b). Dies wird ambivalent verarbeitet. Einerseits lehnen die Patientinnen die Impulshandlungen ab. In einer tieferen Schicht *bewundern* sie diese und *identifizieren* sich hiermit, da diese ein Zeichen von Stärke sind, z. B. ein Zeichen dafür, dass sich die Väter über Regeln hinwegsetzen, nicht zuletzt über die von der Mutter vertretenen. Diese Identifikation wird in den Essanfällen manifest. Zwischen Mutter und Tochter besteht oft eine häufig offen, insbesondere um die Attraktivität ausgetragene starke *Rivalität*. Die von der Mutter vertretene Weiblichkeit wird oft manifest abgelehnt. Gleichzeitig kann sie *auf einer tieferen Schicht der Standard* für die Patientinnen sein, schließlich findet oder fand der Vater bestimmte Seiten der Mutter ja attraktiv.

Die „bessere Partnerin"

Impulsivität als „Stärke"

Fallbeispiel: Monika

„In Monikas Familie z. B. gab die Mutter der Patientin ihre Pullover und Blusen zum Anprobieren. Vor der Pubertät war die Patientin sehr dünn, so dass die Kleidungsstücke zu weit waren. Mit der Adoleszenz nahm sie zu, so dass sie nun zu eng waren. Später berichtete die Mutter: ‚Vor unserer Silberhochzeit habe ich eine Diät gemacht. Ich hatte mir ein besonderes Ballkleid ausgesucht. Vor der Feier gab es natürlich wieder Krach zwischen unserer Tochter und mir. Sie hatte sich auch ein grünes Kleid gekauft. Ich wollte nicht, dass wir ähnlich aussehen. Man muss doch noch erkennen, wer Silberne Hochzeit hat'" (Reich, 2010a, S. 76).

Der verachtete Vater und die bekämpfte Mutter. Hier rivalisiert die Patientin mit der dominierend und kontrollierend auftretenden Mutter, die zur Impulsivität neigt. Der Vater enttäuscht wegen „Weichheit", „Nachgiebigkeit" oder „Zurückgezogenheit". Die Patientin identifiziert sich mit der phallischen Mutter, die so ist, wie der Vater sein sollte, während der Vater kaum verhohlen abgewertet und verachtet wird, was von Phasen guten Einvernehmens abgelöst wird, weil er „versorgender" ist als die Mutter.

Rivalität mit der dominanten Mutter

Der distanzierte, unzuverlässige Vater und die hilfsbedürftige Mutter. Hier wird die Patientin zum „Ersatzpartner" für eine überforderte Mutter, während der Vater seinen *Pflichten* nicht nachkommt. Dies übernimmt die

„Ersatzpartner" für eine überforderte Mutter

Patientin, indem sie die Mutter stützt, berät und versorgt. Sie *erhält* von dieser zumeist weniger, als sie ihr *gibt*. Sie ist einerseits mit dem Partner-Ideal und dem – oft depressiven – Über-Ich der Mutter identifiziert. Unbewusst bewundert sie den Vater, der sich entziehen und seiner eigenen Wege gehen kann. Oft sind bei diesen Vätern Impulshandlungen zu beobachten.

3.3.4 Traumatisierungen und Überstimulierungen

Die erotisierte Nähe zu den Vätern, die skizzierten Impulshandlungen sowie heftige Familienkonflikte können zu Traumatisierungen und/oder Überstimulierungen der Patientinnen führen (vgl. Abschnitt 3.3.2). Hieraus können Schwierigkeiten in der Affektregulierung resultieren, die zu Ängsten vor Affektüberflutung, vor Einengung und Überwältigung und zur Affektabwehr durch Handeln und durch Affektblockierung führen.

3.3.5 Widersprüchliche Über-Ich-Forderungen

Intrasystemische Konflikte im Über-Ich

Bei Bulimikerinnen finden sich regelmäßig intrasystemische Konflikte im Über-Ich, die vor allem den Ich-Ideal- und Selbstbeobachtungsanteil betreffen. Entsprechend den familiären Normen fordert das Über-Ich Selbstkontrolle, Perfektion sowie ein gutes äußeres Erscheinungsbild. Dies macht die Patientin u. U. sehr abhängig vom Wohlwollen anderer, was dem Ideal der Autonomie widerspricht.

Handelt sie impulsiv, etwa bei einem Essanfall oder bei Wutausbrüchen, setzt sie sich über Einschränkungen und konventionelle Grenzen hinweg, folgt so dem Ideal der Stärke und Autonomie. Sie ist dann aber unkontrolliert. Vielleicht erlebt sie sich dann auch als nicht konventionell weiblich und kann mit der Mutter nicht konkurrieren, muss Kritik von den internalisierten Aspekten der Mutter, oft auch von der realen Mutter fürchten.

Diesen Wechsel von Rebellion gegen bestimmte Über-Ich-Anteile im Dienste anderer und darauf folgender Unterwerfung unter die Forderungen, gegen die vorher rebelliert wurde, durchlaufen viele Patientinnen. Er zeigt sich oft auch in der Symptomhandlung, dem Essanfall, in dem *Verbotenes* getan, Nahrung von der *„schwarzen Liste"* genommen wird, und der anschließenden Zerknirschung und Beschämung, dem Erbrechen und anderen Maßnahmen des Ungeschehen-Machens. Die Über-Ich-Anforderungen dichotomisieren zudem oft in absoluter Weise zwischen gut und schlecht, stark und schwach, richtig und

Dichotome Über-Ich-Anforderungen

falsch, berechtigt und unberechtigt. Die Beurteilungen sind häufig unerbittlich und werden gegen das Selbst und die Außenwelt gerichtet oder auf die Außenwelt projiziert bzw. mit dieser so reinszeniert, dass entweder die Patientin die Verurteilende und Verachtende ist oder aber verurteilt und verachtet wird. (Reich, 2010a, S. 77 f.)

3.3.6 Die Abwehrstruktur

Hier zeigt sich oft die Verkehrung ins Gegenteil, insbesondere als Affektumkehr und Wendung vom Passiven ins Aktive. Durch Affektumkehr wird aus Angst Wut, aus Beschämung Trotz und Verachtung, aus Schüchternheit und Unsicherheit Forschheit. Die Wendung vom Passiven ins Aktive zeigt sich vor allem im Handeln, das vor der Wahrnehmung von Konflikten und Affekten schützt. Diese insbesondere „weichen" Gefühle wie Trauer, Angst, Enttäuschung, Demütigung, Schuld oder Scham wahrzunehmen bzw. zu spüren, ohne sofort etwas zu tun, wird oft als unerträglich empfunden. Zur Regulierung wird die Symptomhandlung eingesetzt.

Affektumkehr

Wendung vom Passiven ins Aktive

Weitere Abwehrmechanismen sind die Identifikation mit dem Aggressor und die Verleugnung sowie die Affektblockierung, die die Patientinnen innerlich erstarren, nichts mehr spüren und andere an ihr abprallen lässt. Die Affektblockierung wird oft ebenfalls durch die bulimische Symptomhandlung hervorgerufen. Dazu kommen Globalisierung und Übertreibung, die die Patientinnen manchmal unglaubwürdig oder diffus wirken lassen. Von BN Betroffene sind in ihrem Abwehrverhalten eher stimulussuchend und *dramatisch-impulsiv* (Steiger et al., 1997). Dies beeinträchtigt die interozeptive Wahrnehmung und die Affektregulierung. Beide Faktoren haben nachweislich einen wesentlichen Einfluss auf die Entstehung der BN (Friedlander & Siegel, 1990; Leon et al., 1993; Wonderlich et al., 2007).

Dramatisch-impulsiver Stil

Neben dem dramatisch-impulsiven Stil findet sich auch eine „stillere" Form der BN, in der aggressive Impulse hauptsächlich gegen das Selbst gerichtet und expansive Impulse ebenfalls weitgehend abgewehrt werden, die Patientin sozial ängstlich und gehemmt ist und von Selbstzweifeln geplagt soziale Situationen meidet.

3.3.7 Die Fantasie des Defekts

Die Auswirkungen auf das Selbst lassen sich folgendermaßen beschreiben (Reich, 2010a):

> Aufgrund der genannten Faktoren haben die Patientinnen Angst, unkontrolliert zu sein, bloßgestellt und verachtet zu werden, wenn sie intimere Aspekte der eigenen Person zeigen. Affekte wie Kummer, Angst, Traurigkeit oder Schmerz, Wünsche nach Beachtung, Intimität, Passivität und Hingabe werden als Zeichen von Schwäche abgewehrt. Auch Wünsche nach sexueller Intimität rufen Ge-

fühle wie Angst, Auslieferung oder Unzulänglichkeit hervor. Dies führt zu einem tiefsitzenden Gefühl der Scham für zentrale Aspekte der eigenen Person, zu der festen Überzeugung, mangelhaft, im Kern nicht liebens- und achtenswert zu sein,und diesen Makel, das *defekte Selbst*, verbergen zu müssen. Es entsteht die oben beschriebene Polarisierung des Selbst, die Zweischichtung der Identität in das ideale und das verborgene, defekte Selbst. Bulimikerinnen empfinden dementsprechend oft einen ausgeprägten Selbsthass (Birgegård et al., 2009). (Reich, 2010a, S. 78)

Das defekte Selbst

3.3.8 Schamkonflikte

Scham als der wesentliche narzisstische Affekt scheint zugleich zentral bei der BN zu sein (Frost et al., 2014; Murray et al., 2000; Reich, 1992, 2007, 2008a). Essstörungen, insbesondere Bulimie gehören zu den eng mit Scham verbundenen psychischen Erkrankungen (Wurmser, 1990; Reich, 2008a). Scham entsteht, wenn eine Person einen angestrebten Idealzustand nicht erreicht, sie dies selbst beobachtet oder sich beobachtet fühlt. Scham isoliert und ruft heftige vegetative Reaktionen hervor. Sie erfasst das *ganze Selbst*. Die Beschämte schützt sich durch Verbergen, entweder des beschämenden Phänomens oder der ganzen Person. Schamangst bestätigt und verstärkt sich selbst. Sie führt „besonders leicht zu traumatischer Mobilisierung und Kontrollverlust" (Wurmser, 1990, S. 83).

Scham erfasst das ganze Selbst

Bulimikerinnen neigen zu „Selbstobjektivierung" (vgl. Abschnitte 1.7.1 und 1.7.4), zu selbstbezogenen beschämenden Gefühlen wie Selbstekel und Selbstverachtung und somit zu „internaler Scham" (Troop et al., 2008, s. auch Frost et al., 2014). Die Schamaffekte der Patientin und ihr Verbergen von Unerwünschtem, z. B. der bulimischen Symptomatik, reproduzieren oft die internalisierte Familiendynamik. Die einerseits sehr an den Umgebungsnormen orientierten und perfekt erscheinen wollenden Familien verbergen ihre z. B. wegen der Impulsivität, des Substanzmissbrauchs, eventuell auch wegen Krankheit oder Misserfolgen erlebten makelbehafteten Seiten. Oft gibt es Familiengeheimnisse, die die „doppelte Wirklichkeit" zementieren (Reich, 2008a). Das Ausblenden eines großen Segments des Familienlebens und die Abwehr der damit verbundenen heftigen Gefühle fördern die Schamneigung und die späteren Identitätskonflikte der Patientinnen (Cierpka & Reich, 2010).

„Doppelte Wirklichkeit"

3.3.9 Die Verschiebung auf den Körper

„Die Fantasie, einen ‚Defekt' zu haben, mangelhaft und makelbehaftet zu sein, wird auf den Körper verschoben. Diese Verschiebung ist eine Abwehr durch Konkretisierung" (Reich, 2010a), eine Art Pars-pro-toto-Abwehr: Der Körper oder einzelne Körperteile stehen für die ganze Person oder wesentliche Selbstanteile. Die Fantasie des Defekts und die damit verbundene Scham werden begrenzt und handhabbar, kontrollierbar (Reich, 2010a; Reich & Cierpka, 1998; Wurmser, 1990). Zu diesem Verschiebungs- und Verdichtungsprozess tragen folgende Faktoren bei (Reich, 2010a):

Pars-pro-toto-Abwehr

- Wie bereits detailliert ausgeführt (Abschnitt 1.8.5), sind die Familien von Bulimikerinnen oft „aussehensfokussiert" („appearance focussed"), zeigen ein gestörtes, manchmal restriktives, manchmal unkontrolliertes Essverhalten und geben abwertende Kommentare zu Figur und Gewicht ab. Peergroup- und Medieneinflüsse gehen in eine ähnliche Richtung. Schlanksein heißt: „Es besteht kein Makel, kein Defekt. Ich kann mich kontrollieren. Ich bin stark. Ich bin in Ordnung. Ich kann mich sehen lassen." Abweichungen rufen heftige Scham hervor.
- Gleichzeitig sind Essen oder orale Regression wegen der fehlenden emotionalen Resonanz das wesentliche Mittel der Affekt- und Konfliktregulierung und des Affektaustausches. An BN Erkrankte haben oft Probleme, sich mittels des evokativen Gedächtnisses selbst zu beruhigen und zu trösten (Esplen et al., 2000). Essen ist Regression, Versorgung, Intimität und Triebbefriedigung, damit gleichzeitig auch Unkontrolliertheit, Schwäche, Überwältigt-Werden und auch Penetriert-Werden, Unterlegenheit und damit ebenfalls Beschämung.
- Dieser Gegensatz schafft einen ständigen Aufmerksamkeitsfokus und Konfliktherd, damit eine weitere ständige Quelle von Schamempfinden.
- Scham ist ein sehr köpernaher, sich sehr stark im Körperleben abspielender Affekt; auch von daher liegt ein „Festmachen" von „Makel" und „Defekt" am Körper bzw. Teilen des Körpers nahe.
- Hinzu kommt die Entwicklung in der Adoleszenz (Reich, 2017). Hier wird der Gewissensanteil des Über-Ichs z. T. durch das Ich-Ideal ersetzt. „Jede Diskrepanz zwischen Ich-Ideal und Selbst-Repräsentanz wird als eine Minderung des Selbstgefühls empfunden, die unerträgliche Proportionen annehmen kann" (Blos, 1983, S. 211). „Gleichzeitig erleben die Patientinnen aufgrund ihrer Vorgeschichte die ubiquitären Unsicherheiten der Adoleszenz bezüglich der körperlichen Entwicklung als außerordentlich beunruhigend. Durch tatsächliche oder empfundene Abweichungen der eigenen körperlichen Entwicklung von der der anderen, z. B. durch das Einsetzens des Menstruationszyklus, die Entwicklung von Fettgewebe, wird die Vorstellung einer Abweichung, eines Makels, das Gefühl, dass ‚etwas nicht in Ordnung' ist, verstärkt. Das Vergleichen z. B. in „sozialen" Medien beunruhigt mehr, als dass es beruhigt." (Reich, 2010a, S. 79)

Adoleszenz entscheidend

Jugendliche an Bulimie Erkrankte und die Entwicklungsaufgaben der Adoleszenz

Neuausrichtung in Identität und Selbstgefühl

Veränderungen des Körpers

Neuer Umgang mit Gefühlen

Überhöhung eigener Ideale und Ansprüche

Jugendliche erleben hier sich rapide verändernde innere und äußere Lebensbedingungen, gleichzeitig ein Hinter-sich-Lassen und eine Neuausrichtung von Identität und Selbstgefühl. Biologische Veränderungen (hormonelle Situation, Neuvernetzung des Gehirns) und selten harmonisch erlebte Veränderungen des Körpers müssen zu einem halbwegs kohärenten Identitätsgefühl integriert werden. Kognition und Denken differenzieren und erweitern sich. Die Beziehungen zur Herkunftsfamilie verändern sich qualitativ. Außerfamiliäre Beziehungen werden stärker libidinös besetzt. Die Adoleszente muss sich mit den Werten der Peergroup und der außerfamiliären Welt, z. B. in den Medien, auseinandersetzen. „Die Gestaltung altersgemäßer Beziehungen zum anderen oder zum gleichen Geschlecht erfordert einen neuen Umgang mit eigenen Gefühlen. Die Notwendigkeit, schulisch und beruflich Fuß zu fassen, bedeutet auch, Verantwortung für eigenes Tun zu übernehmen. Bei der Meisterung dieser Aufgaben stehen die bisherigen Ich- und Über-Ich-Strukturen, Bindungs- und Beziehungserfahrungen sowie Konfliktlösungsstrategien auf dem Prüfstand“ (Reich et al., 2014, S. 7; Seiffge-Krenke, 2007). Oft „radikalisieren“ sich das Über-Ich und das Ich-Ideal mit polarisierenden Urteilen, narzisstischer Überhöhung eigener Ideale und Ansprüche und Entwertungen anderer, die aufgrund der Labilität des Selbstgefühls rasch in Selbstentwertungen umschlagen können.

Selbstwert- und Identitätskonflikte

Körperdysmorphe Empfindungen und Fantasien

Diese Veränderungen rufen Ängste und Irritationen bezüglich des eigenen Aussehens, der Chancen bei Gleichaltrigen und dem anderen Geschlecht sowie der eigenen Identität hervor und labilisieren das Selbstgefühl. Entsprechend sind Selbstwert- und Identitätskonflikte prominent, aber auch Konflikte um Versorgung versus Autarkie. Die Regulierung von Nähe und Distanz sowie der Autonomie und die Kontrolle der Objekte sind wichtige Beziehungsaspekte. Oft erscheinen die Objekte als eindringend oder bemächtigend. Selbstschädigendes Beziehungsverhalten durch Verunmöglichen von Nähe, bedrohliches Anklammern aus Angst vor dem Alleinsein oder ödipalen Beziehungsverstrickungen mit dramatischen Auswirkungen in den Abwehr- und Bewältigungsstrategien können sich durchaus entwickeln. Die körperlichen Veränderungen können ebenfalls tief verunsichern, bis hin zu körperdysmorphen Empfindungen und Fantasien sowie verstärkter Beobachtung des Körpers und Befindlichkeitsstörungen. Der Anstieg sexueller, aggressiver und motorischer Triebimpulse kann gesteigertes Risikoverhalten und Grenzüberschreitungen, z. B. dissoziale Verhaltensweisen, Drogenkonsum und Leistungsverweigerung begünstigen (Streeck-Fischer, 2004). Wegen eingeschränkter Spannungstoleranz wird oft Sofortbefriedigung gesucht. Es kann zu passageren Symptombildungen und Verhaltensauffälligkeiten kommen. Die weniger stabilen und konstanten strukturellen Aspekte der Persönlichkeit erweitern allerdings auch den Entwicklungsspielraum und fördern das Experimentieren mit neuen Lebenserfahrungen. Jugendliche entwickeln sich sehr individuell und oft mit insgesamt produktiven Anpassungsleistungen, in denen Entwicklungsaufgaben sequenziell bewältigt werden (Seiffge-Krenke, 2007).

Die jugendlichen Bulimie-Patientinnen müssen im Kontext ihrer Adoleszenzentwicklung gesehen werden. Durch die Symptomatik mit Suchtaspekten droht die Jugendliche an der Gestaltung ihres Entwicklungsprozesses zu scheitern, ihn an ihre jeweiligen Bedürfnisse und Fähigkeiten anzupassen. Die Reifung in der Differenzierung von Affekten und Emotionen sowie von Konflikten und Konfliktspannungen und deren Steuerung stagniert. Das Acting-out bekommt selbstdestruktive Züge. Dabei sind die Besonderheiten in den Familien zu beachten, die die adoleszente Verselbstständigung behindern können (Cierpka & Reich, 2010; Reich, 2015, vgl. auch Abschnitt 1.8.5)[6]. „Verfangen in Auseinandersetzungen mit der Familie findet die Bulimikerin keinen angemessenen Weg in die Peergroup. Ihr fehlen Grundlagen der Affektregulierung und emotionale Kompetenz. Die Entwicklung emotionaler Intimität ist eingeschränkt. Sie vermeiden die Konfrontation mit eigenen Gefühlen, die sie nicht meistern zu können glauben, oder überfordern sich, indem sie sich auf Situationen und Beziehungen einlassen, denen sie nicht gewachsen sind, z. B. vorzeitige sexuelle Beziehungen“ (Reich et al., 2014, S. 8 f.).

Selbstdestruktives Acting-out

Das soziale Ideal der Schlankheit bietet eine „Lösung“ für den Umgang mit den genannten (Entwicklungs-)Aspekten und Konflikten (Reich, 2010a):

> Die Über-Ich-Entwicklung, die tiefe Selbstunsicherheit und die daraus resultierende Unsicherheit in Bezug auf den eigenen Körper sowie die entsprechenden familiären Einflüsse führen dazu, dass bulimische Frauen das soziale Ideal der Schlankheit stärker akzeptieren als nicht bulimische Frauen (Habermas, 1990; Silberstein et al., 1987).
>
> Zur Abwehr ihrer Unsicherheiten entwickeln sie ein inneres Bild eines *idealen Körpers*. Dieses wird zu einem wesentlichen Teil des Ich-Ideals. Das Erleben von körperlicher Selbstkontrolle oder Stärke, z. B. durch Training, führt zu einer Verschmelzung mit dem Ich-Ideal, das oft einem idealisierten phallischen Vaterbild entspricht, und so zu einer Hebung des Selbstgefühls bis hin zum Größen-

Verschmelzung mit dem Ich-Ideal

6 Die näher interessierte Leserin bzw. der näher interessierte Leser sei auf die in den genannten Arbeiten verarbeitete umfangreiche empirische Literatur verwiesen, deren explizite Zitierung hier den Rahmen sprengen würde.

> selbst. Die starke Identifizierung mit dem sozialen Ideal, dem man dann nicht gerecht werden kann, erzeugt Scham. Dabei wird verleugnet, dass substanzielle Unterschiede in Körperbau und Gewicht auch genetisch determiniert sind. Sie werden dem Willen zugeschrieben, und Schlanksein wird zu einem Zeichen von Willensstärke. Die *typische Diäterin* muss scheitern, was für sie ein Beweis für ihre Willensschwäche, ihre Unzulänglichkeit, ist, was wiederum zu neuen Versuchen führt, durchzuhalten (Silberstein et al., 1987). (Reich, 2010a, S. 80)

Die typische Diäterin muss scheitern

Bulimikerinnen suchen nach einem Weg, eine autonome Identität als Frau zu entwickeln, und kämpfen hierbei mit heterogenen bzw. widersprüchlichen Bedürfnissen und Anforderungen, die sie in Einklang bringen möchten, aber nicht können. Die Symptomatik scheint eine vorübergehende Lösung der Konflikte und Regulierungsprobleme zu bieten (vgl. auch Cozzi & Ostuzzi, 2007).

3.3.10 Auslösende Situationen

Beobachtet- und Beurteiltwerden

„Die auslösenden Situationen für bulimische Erkrankungen enthalten oft ein Moment des Beobachtet- und Beurteiltwerdens in der inneren, häufig auch in der äußeren Realität der Patientinnen" (Reich, 2010a, S. 80). Hier fühlen sie sich exponiert und meinen, sich bewähren zu müssen, erleben sich aber als ungenügend und fürchten oder erleben Zurückweisung (Eggert & Köhle, 1991; Reich, 1992, 2010a). „Entsprechend treten bulimische Symptome nicht selten erstmals bei Partnerschaftskonflikten, bei schulischen Wechseln, schulischen oder sportlichen Anforderungen oder im späteren Verlauf vor und nach der räumlichen Trennung vom Elternhaus durch Studienbeginn oder Berufseinstieg in der *Verselbständigungsphase* auf. Essanfällen gehen häufig negative soziale Interaktionen voraus (Steiger et al., 1999)" (Reich, 2010a, S. 81).

Fallbeispiel: Barbara

Barbara berichtet, dass sie bis zum 15. Lebensjahr „irre dünn" gewesen sei. „Sie habe kein Verhältnis zum Körper gehabt, alles essen können, ohne zuzunehmen. ‚Wegen der Länge und der Dünne' gab es für sie nie passende Hosen. Sie habe als letzte in ihrer Klasse ihre Regelblutung bekommen und vorher verschwiegen, dass sie sie noch nicht hatte, *so getan als ob.* Ihre Mutter habe ihre Entwicklung tief besorgt beobachtet. In den nächsten drei Jahren lernte sie mehrere wesentlich ältere Männer kennen, über die sie ein Bewusstsein für ihren Körper erlangt habe, da sie ihr *tolles Aussehen* lobten. ‚Ich war eine Art Sexualsymbol, wohlgeformt. Ich war stolz, obwohl ich das selbst eigentlich nicht nachvollziehen konnte. Mit der Einnahme der Pille nahm ich rasch zu. Das war einschneidend, das hatte ich noch nie erlebt. Nicht nur mein Körper ging aus den Fugen. Ich wurde ganz unsicher. Dann wurde ich von Peter (ihrem älteren Partner, Anm. d. Verf.) verlassen. Die Beziehung war vorher tragend für mich; ich habe mich völlig an ihm orientiert und stabilisiert. Nun wurde ich fallengelassen, war plötzlich überhaupt nichts mehr wert. Ich dachte, das kommt, weil ich zu dick bin. Ich bin Scheiße, und deswegen hat er Schluss gemacht. Ich habe wegen meiner Figur Schuldgefühle gehabt. Dann begann das Herumdiäten. In meinem Aussehen fühle ich mich mit einem Makel behaftet. Ich habe ein tierisches Schönheitsstreben entwickelt und wollte mein gutes Aussehen herbeibrechen. Je besser ich aussehe, desto mehr bin ich wert. Je dünner ich bin, desto besser sehe ich aus.' Seither führt Barbara immer wieder Diäten durch und gerät in Ess-Brech-Kreisläufe" (Reich, 2010a, S. 80 ff.). Jede neue Zurückweisung, vor allem durch Männer, und somit jede erneute Auflage der ödipalen Enttäuschung, jede Trennung führt sie auf ihr Aussehen zurück und versucht, die Körperkontrolle zu verstärken.

4 Die psychodynamische Behandlung

4.1 Prinzipien der manualgeleiteten Therapie

Durch eine Beschränkung der Therapiesitzungen in unserer Studie auf 60 Stunden ist die Begrenzung von Beginn an Thema und strukturiert die Behandlung. Die fokale Orientierung auf die psychodynamischen Zusammenhänge der bulimischen Symptomhandlung steht im Vordergrund, insbesondere Klärung der dieser vorausgegangenen, nicht zugelassenen oder nicht ausreichend wahrgenommenen Affekte und Emotionen im Zusammenhang mit (mehr oder weniger wahrgenommenen) Konflikten, Beziehungs- oder Strukturproblemen.

Fokale Orientierung

Folgende Prinzipien sind leitend (Reich et al., 2014, S. 9f.):

- Die bulimische Symptomatik wird im Kontext der adoleszenten Entwicklungsaufgaben gesehen.
- Therapieleitende Foci (bezogen auf Struktur, Konflikt und Beziehung) werden frühzeitig formuliert und mit der Patientin besprochen.

Therapieleitende Foci

- Die aktuelle Beziehungsgestaltung und Konfliktbewältigung werden in einen lebensgeschichtlichen Zusammenhang gestellt.
- Die innere Abhängigkeit bzw. Unabhängigkeit von den bedeutsamen Beziehungspersonen wird als ein Kriterium des Entwicklungsalters eingeschätzt und damit auch die Fähigkeit der Jugendlichen, eine eigenständige Therapiemotivation bei vorhandenem Leidensdruck zu entwickeln. Die Compliance hängt wesentlich von einer realistischen Einschätzung der Motivation ab. Dies bestimmt die therapeutische Haltung.

Einschätzung der Therapiemotivation

- Ein eigenständiges Arbeitsbündnis mit der Jugendlichen, das zwar von den Eltern unterstützt wird, aber nicht auf deren Schultern alleine ruht, soll frühzeitig hergestellt werden. Hiermit hängt zusammen, ob und in welchem Umfang die Beziehungspersonen in die Behandlung einzubeziehen sind.

Orientierung am Symptom

- Die Orientierung am Symptom ist während der gesamten Therapie notwendig und bedarf immer wieder der Klärung. Die tatsächliche Quantität und Qualität der bulimischen Handlungen muss immer wieder exploriert werden. Aufklärung über verzerrte und falsche Informationen und Vorstellungen über Nahrungsmittel, Diäten und physiologische Vorgänge sowie die Bulimie förderndes Essverhalten und verzerrte Körperwahrnehmung wird immer wieder in den Prozess einbezogen, ebenso wie Möglichkeiten, mit den die Symptomatik auslösenden Situationen nach gründlicher Klärung der Motive anders umzugehen.

- Das Erleben der jugendlichen Patientin (being) wie auch ihr Verhalten (doing) werden immer wieder auf die alterstypische Lebenssituation, die anstehenden äußeren und inneren Entwicklungsaufgaben und deren Bewältigung rückbezogen.

Entwicklungsaufgaben

- Die therapeutische Haltung ist die einer kundigen Begleiterin, die der Patientin vermittelt, dass sie selbst die Spezialistin für die Zusammenhänge ihrer Störung und deren Bewältigung ist oder werden kann. Die Therapeutin fördert das Bewusstwerden unangenehmer, angst- und schambesetzter Gefühle, Gedanken, Fantasien und Impulse und erweitert die Symbolisierungsfähigkeit durch Aufgreifen von Träumen und anderen Signalen des Unbewussten. Die Übertragung wird angesprochen, soweit es für den Therapiefortschritt nützlich ist.

Therapeutin als kundige Begleiterin

4.2 Hinführung zur psychodynamischen Psychotherapie

BN als sich chronifizierende psychosomatische Erkrankung mit potenziellem Suchtcharakter muss auf mehreren Ebenen parallel angegangen werden, die miteinander verbunden werden müssen. Bulimikerinnen meiden aus Schamgründen oft Psychotherapie, wie sie auch die Offenlegung ihrer Symptomatik und anderer Probleme meiden. Nur eine Minderheit der Betroffenen kommt jemals in Behandlung (Reich & Cierpka, 2010). Ein Arbeitsbündnis und eine tragfähige therapeutische Beziehung entwickeln sich bei an Bulimie erkrankten Patientinnen nur langsam.

Langsame Entwicklung des Arbeitsbündnisses

Elemente der Hinführung in die Behandlung

- genaue und konkrete Beschäftigung mit dem Essverhalten
- genaue und konkrete Beschäftigung mit dem Körpererleben, der Körperwahrnehmung und deren Entwicklung
- störungsorientierte biografische Anamnese
- Psychoedukation über die (mögliche) Funktion der bulimischen Symptomatik
- Psychoedukation über die Zusammenarbeit in der psychodynamischen Psychotherapie
- Fokusbildung

- Förderung eines differenzierten affektiven Erlebens
- Hilfestellung beim Übergang vom Handeln zum inneren Erleben und Verarbeiten

Psychotherapie ist immer eine Zusammenarbeit auf Zeit und letztlich „Hilfe zur Selbsthilfe". Die durch das Studiendesign festgelegte Stundenzahl von 60 Stunden beinhaltet, dass die Therapeutin bzw. der Therapeut von Beginn an das Ende der Therapie im Blick hat. Das Ende der Behandlung sollte vor allem in kürzeren Therapien von Beginn an ein Thema innerhalb der Behandlung sein. Es strukturiert somit die Behandlungsphasen.

4.3 Übersicht über die Behandlungsphasen

Der Inhalt der Behandlungsphasen wird durch den folgenden Kasten verdeutlicht und zusammengefasst. Im Anhang auf S. 156 befindet sich eine entsprechende Checkliste für Interventionen.

Überblick über die Behandlungsphasen

Einleitungsphase

- Störungsorientierte biografische Anamnese.
- Konsensbildung von Therapeutin und Patientin über ein Störungsmodell: Das Symptomverhalten Bulimie wird eingesetzt, um etwas zu bewältigen, was der Patientin als anders nicht zu bewältigen erscheint, von anderen Menschen aber anders bewältigt werden kann.
- Das bulimische Verhalten ist schädigend. Es verselbstständigt sich ähnlich wie ein Suchtverhalten.
- Es muss daher direkt angegangen werden.
- Gleichzeitig werden die damit zusammenhängenden seelischen Probleme behandelt und nicht allein Symptomveränderung angestrebt. Dazu sollte die Therapeutin sorgfältige psychodynamische Hypothesen zum Konflikthintergrund und zur Verfügbarkeit struktureller Funktionen gebildet haben.
- Konsensbildung von Therapeutin und Patientin über die Zielsetzung der Behandlung: Gemeinsam klären, welche Konfliktspannungen, strukturellen Defizite oder Beziehungskonflikte durch bulimisches Verhalten bewältigt werden und wie diese anders bewältigt werden könnten. *Die Veränderung des Essverhaltens und des Körperbezugs ist nicht alles, aber ohne dieses ist alles andere zu wenig.*

Behandlungsphase

- Kontextfindung: Die situativen Kontexte der Symptomauslösung wahrnehmen (z. B. Gefühle von Unzulänglichkeit, Beschämung, soziale Unsicherheit, Alleinsein als Ausdruck von Hilflosigkeit, Verlust von steuerndem Objekt).
- Klärung (Klarifikation): Immer wieder an konkreten Beispielen klären, was mithilfe des gestörten Essverhaltens dysfunktional bewältigt wird.
- Neue Bewältigungsformen anstelle des dysfunktionalen bulimischen Verhaltens entwickeln:
  - bei *Konflikten:* adaptive Strategien entwickeln,
  - bei *strukturellen Defiziten:* Verfügbarkeit über strukturelle Funktionen verbessern (evtl. anfangs vom Therapeuten selektiv zur Verfügung stellen, die allmählich durch die Patientin zu übernehmen sind).
- Durcharbeiten:
  - Konfliktthemen im Außen und in der Übertragung bearbeiten,
  - Strukturveränderungen üben und allmählich selbst übernehmen; zentral: Transfer in den Alltag.

Beendigungsphase

- Bilanzierung des bisherigen Ergebnisses: Was war gewünscht? Was war geplant? Was wurde erreicht?
- Risikopunkte und künftige Schwierigkeiten sowie den Umgang damit antizipieren (auch angesichts von anstehenden Entwicklungsaufgaben).
- Trennung und Abschied erleben, Nichterreichtes und Enttäuschung formulieren, positive Beziehungserfahrungen markieren.

4.4 Die Einleitung der Behandlung

Die psychodynamisch arbeitende Kinder- und Jugendlichenpsychotherapeutin erhebt eine Anamnese in dem Stil, der ihr der Patientin gegenüber angemessen erscheint, um den Kassenantrag für die Kostenübernahme der Psychotherapie vorzubereiten.[7] Die Einbeziehung der Eltern in dieser

7 In der Studie hatte die therapieaufsuchende Patientin bereits eine Diagnostik durchlaufen und die ICD-10-Diagnose Bulimia nervosa (F50.2) bzw. atypische Bulimia nervosa (F50.3) erhalten. Der Therapeutin lagen die entsprechenden Befunde, Testergebnisse und Aussagen über komorbide Störungen vor.

wie auch in den späteren Behandlungsphasen ist in ihrer Notwendigkeit einzuschätzen und mit der Jugendlichen abzusprechen. Bei jüngeren Jugendlichen wird der Anteil der Elternarbeit im Allgemeinen höher sein als bei Spätadoleszenten. Des Weiteren ist zu beurteilen, welchen Anteil die Pathologie der Eltern oder andere familiendynamisch wirksame Aspekte an der Störung der Jugendlichen haben.

Alle wesentlichen genannten Aspekte der Behandlung sind, wie bereits betont, auch auf erwachsene Patientinnen zu übertragen.

Zeitnaher Beginn der Therapie

Laboruntersuchungen und EKG

Die modifizierte psychodynamische Psychotherapie sollte zeitnah begonnen werden, wenn die Therapeutin bzw. der Therapeut einen ausreichenden Einblick in die Symptomatik und deren psychodynamische Zusammenhänge erhalten hat, um die Therapieindikation nachvollziehbar und sinnvoll zu begründen. Es sollte möglichst keine Wartezeit zwischen probatorischen Sitzungen und Beginn der Therapie entstehen, damit die in der Probatorik angesprochenen bzw. „angearbeiteten" Themen gleich weiter fokussiert bearbeitet werden. Auch sollte möglichst umgehend nach Beginn des Patientinnen-Therapeutinnen-Kontaktes der Konsiliarbericht eingeholt werden (die Ergebnisse der Laboruntersuchungen und ggf. des EKGs sowie anderer medizinischer Diagnosen können nachgereicht werden).

Die Verteilung der 60 Stunden auf die drei Phasen der Behandlung bringt es mit sich, dass der Eröffnungsphase ein Behandlungskontingent vorbehalten ist, welches sichert, dass der Schwerpunkt auch quantitativ auf der Behandlungsphase und besonders auf der Abschlussphase liegt.

Die Eröffnungsphase dient dazu, ein Arbeitsbündnis herzustellen. Die Art und Form, in der die Therapeutin die Symptome der BN in das Selbst- und Welterleben der Patientin einfügt und miteinander verbindet, dient dazu, die Patientin für eine Sicht ihrer Störung zu sensibilisieren, die zwei Aspekte beinhaltet:

1. Das Symptomverhalten Bulimie wird eingesetzt, um etwas zu bewältigen, das als anders nicht zu bewältigen erscheint und das von anderen Menschen anders bewältigt werden kann.
2. Das Symptom ist dysfunktional und schädigend, indem es sich ähnlich wie ein Suchtverhalten verselbstständigt.

Die mit der Bulimie verbundenen Affekte, Kognitionen und Konflikte sollen auf dem Hintergrund relevanter Entwicklungsfaktoren exploriert werden. Die Therapeutin kann schließlich sorgfältige psychodynamische Hypothesen zum Konflikthintergrund und zur Verfügbarkeit über strukturelle Funktionen formulieren. Die Orientierung am Symptom ist an dieser Stelle und während der gesamten Therapie notwendig, da auch die Symptomatik bzw. das Ausagieren von Konflikten über das Symptom und der Einsatz des

Symptoms zur Regulierung struktureller Probleme und Defizite in die Fokusfindung und -formulierung einfließen (vgl. zum Konzept des Fokus ausführlich Kap. 4.7).

Psychodynamische Orientierung am Symptom

Eine selbstverständliche, zugewandte genaue Exploration von Art und Umfang des Essverhaltens, des Ausmaßes der gedanklichen Beschäftigung mit dem Essen sowie der Wahrnehmung und Beurteilung des eigenen Körpers wirkt oft entängstigend und hilft, Schamschwellen zu überwinden. Zudem wirkt es dem bei Essgestörten häufigen Vermeidungsverhalten entgegen. Konfrontation mit der Realität eines bestimmten Verhaltens ist darüber hinaus notwendige Voraussetzung für Veränderung. Dies muss gegen eine intrusiv akzentuierte Beziehungsgestaltung abgewogen werden, besonders dann, wenn traumatische Erfahrungen in der Genese angenommen werden. Die Tendenz zu intrusiver Befragung kann u. U. auf eine unbewusste Gegenübertragungsantwort auf ein destruktives Introjekt als Folge traumatischer Früherfahrungen hindeuten.

Exploration der Symptomatik

Bezüglich der Symptomatik sind folgende Bereiche zu eruieren:

- die Häufigkeit der Essanfälle, des Erbrechens sowie anderer gegensteuernder Maßnahmen,
- Art und Menge des Gegessenen,
- beim Erbrechen angewandte Methoden sowie andere gegensteuernde Maßnahmen (Fasten, Sport, Vermeiden kalorischer Nahrungsmittel, Laxanzien, Appetitzügler, Entwässerungsmittel),
- Art und Ausmaß der gedanklichen Beschäftigung mit dem Essen,
- das Basis-Essverhalten (Essgewohnheiten und Essrhythmus),
- das aktuelle und das angestrebte Gewicht,
- Methoden der Gewichtskontrolle,
- Wahrnehmung und Beurteilung des eigenen Körpers,
- weitere psychische Symptome (Komorbidiät),
- Einleitung einer körperlichen Untersuchung durch eine Ärztin des Vertrauens.

Basis-Essverhalten

Auch die starke gedankliche Beschäftigung mit dem Essen ist ein Teil der Kernsymptomatik, die die Patientinnen oft intensiv in Anspruch nehmen und im Alltag behindern kann. Als *Basis-Essverhalten* werden die Essgewohnheiten und der Essrhythmus beschrieben. Zudem sind das aktuelle und das angestrebte Gewicht wichtig. Bulimikerinnen wollen oft strikt definierten Essens- bzw. Diätregeln folgen und geben bei den unvermeidlichen Abweichungen hiervon schnell alle Versuche auf, ihr Essverhalten zu steuern, um dann erneut in ein nicht einzuhaltendes restriktives Essen einzusteigen. Bulimikerinnen essen zudem oft unregelmäßig bzw. über längere Zeit restriktiv, wodurch der Essdrang gefördert wird. Manche hungern sich in Unterzuckerungszustände hinein, die in einen als unkontrollierbar erlebten Essdrang und Essanfälle münden. Der Rhythmus von Hunger und Sättigung ist nachhaltig gestört. Dies unterhält die Essstörung und ist nur durch regelmäßiges Essen zu verändern. Wesentlich für die Behandlung ist es, die Gedanken und Gefühle der Patientin *an dem Punkt kennenzulernen, an dem sie ihre Versuche aufgibt, das Essverhalten zu kontrollieren.* Zum Diäthalten werden in der Regel zwei Methoden verwendet: das Reduzieren der Nahrungsmenge insgesamt und das Weglassen bestimmter Nahrungsmittel. Diese „verbotenen" Nahrungsmittel werden oft während des Essanfalles verschlungen. Häufig handelt es sich hier um kohlenhydrat- und fettreiche Nahrungsmittel (hochglykämisch, gesättigte Fette, Salze: vgl. hierzu Abschnitt 1.8.4 zur „food addiction"). Die entsprechenden „schwarzen Listen" sollten während der Anamnese erfasst werden. Es ist ein wesentlicher Fortschritt der Behandlung, wenn Nahrungsmittel der „schwarzen Liste" partiell in das tägliche Essverhalten integriert werden können. An BN Erkrankte haben eine ausgeprägte Angst vor einer Gewichtszunahme. Auch geringfügige Gewichtsschwankungen können tiefgehend irritieren und Panik auslösen. Häufig werden hieraus weit reichende Schlussfolgerungen für das Selbstgefühl und das Selbstwertgefühl gezogen. Manche Patientinnen wiegen sich täglich mehrfach, andere vermeiden das Wiegen gänzlich, andere tragen bestimmte Kleidungsstücke, v.a. enge Hosen, um Gewichtsveränderungen zu erfassen. Manche Patientinnen kontrollieren sich häufig im Spiegel, während andere dies völlig vermeiden. Abwertende Gedanken und Gefühle, die den Körper als ganzen oder einzelne Körperteile betreffen, sind in der Regel zentral für das Selbstwertgefühl der Patientinnen sowie als Begründungen für Diätverhalten, als Auslöser für Essanfälle und gegensteuernde Maßnahmen. Durch das Einhalten oder Erreichen eines bestimmten Gewichtes sollen oft gezielt Veränderungen des Körpers verhindert bzw. erreicht und gleichzeitig das Selbstwertgefühl stabilisiert werden.

Gestörter Rhythmus von Hunger und Sättigung

Wann wird die Kontrolle des Essverhaltens aufgegeben?

Angst vor einer Gewichtszunahme

Enge Verbindung zum Selbst(wert-)gefühl

BN ist in der Regel mit anderen seelischen Beeinträchtigungen verbunden (affektive Störungen, Phobien, Ängste, Substanzmissbrauch und Persönlichkeitsstörungen, Posttraumatische Belastungsstörungen, vgl. Kap. 1.6). Deren Exploration gibt weiteren Aufschluss darüber, welche Affekte, Konflikte, strukturelle und interpersonelle Probleme mit der bulimischen Symptomatik reguliert werden sollen.

Körperliche Untersuchung

Durch eine körperliche Untersuchung sind die Folgen von möglicher Fehlernährung, des habituellen Erbrechens sowie anderer gegensteuernder Maßnahmen abzuschätzen. Bei Bulimikerinnen kann es zu Elektrolytstörungen, kardiologischen Problemen (EKG erforderlich), Amenorrhoe, Läsionen der Speiseröhre und Schädigungen der Zähne sowie Osteoporose kommen (vgl. Abschnitt 1.6.2). Bei Beeinträchtigungen ist die körperliche Untersuchung regelmäßig bis zum Ausschluss der entsprechenden Anfangsbefunde zu wiederholen. Die körperliche Untersuchung ist unabdingbar. Sie macht auch der Therapeutin die somatische Dimension dieser psychosomatischen Erkrankung deutlich. Sie sollte von einer Ärztin des Vertrauens der Patientin vorgenommen werden. Es ist anzustreben, dass die Patientin den freien Austausch zwischen Ärztin und Therapeutin über die Befunde ermöglicht. Die körperliche Untersuchung konfrontiert zudem die Patientin mit den Folgen ihrer Störung. Hier können deutliche Vermeidungs- und Verleugnungstendenzen bestehen. Diese müssen als Teil der Erkrankung bearbeitet werden.

4.5 Einsatz von Fragebögen und Protokollen

In der Studie zu diesem Manual wurden Fragebögen zur Diagnostik eingesetzt (vgl. Kap. 6.1). Zudem wurden Ratings, u. a. nach der Operationalisierten Psychodynamischen Diagnostik für Kinder und Jugendliche (OPD-KJ; Arbeitskreis OPD-KJ, 2007), vorgenommen. Diese Diagnostik lief zum großen Teil unabhängig von den Therapeutinnen.

Einsatz von Fragebögen und OPD

In der Praxis ist es absolut sinnvoll und hilfreich, einige der etablierten Fragebögen für Essstörungen zu verwenden. Zur Einschätzung der Essstörung empfiehlt sich der kostenlos erhältliche *Eating Disorder Examination-Questionnaire* (EDE-Q; deutschsprachige Übersetzung: Hilbert & Tuschen-Caffier, 2016, s. auch Hilbert et al., 2007)[8]. Zur Erfassung der allgemeinen psychischen Belastung eignet sich eine der Kurzformen der *Symptom Checklist-90* (SCL-90-S; Franke, 2014): die *Brief-Symptom-Checklist* (BSCL; Franke, 2017a) oder die *Mini-Symptom-Checklist* (Mini-SCL; Franke, 2017b). Zur Erfassung der familiären Dysfunktionalitäten empfehlen sich die *Familienbögen* (Cierpka & Frevert, 1994). Der *Eating Disorder Inventory* (EDI-2; Paul & Thiel, 2004) erfasst detailliert wichtige Einstellungs- und Verhaltensdimensionen von Essstörungen wie Schlankheitsstreben, Bulimie, Körperunzufriedenheit, Perfektionismus, Impulssteuerung oder soziale Unsicherheit.

Das konkrete Essverhalten sollte mithilfe eines Essprotokolls erfasst und mit der Patientin angesehen werden (s. Essprotokoll und erweitertes Essprotokoll im Anhang auf S. 153 und 154). Das Essprotokoll oder auch Esstagebuch (Benninghoven, 2010) kann auch in erweiterter Form mit Erfassung des Kontextes, der Gedanken und Gefühle der Patientin geführt und besprochen werden. Als Orientierung zum Essverhalten dient ein mit

8 Weitere Hinweise auf verwendbare Fragebögen gibt die AWMF-S3-Leitlinie Diagnostik und Behandlung der Essstörungen (DGPM et al., 2020).

einer Ernährungsberaterin (Reich & Kröger, 2015, 2022) erarbeiteter Bausteinplan (s. Anhang auf S. 155).[9] Gerade das Essprotokoll oder das Esstagebuch können die Selbstbeobachtung der Patientinnen bezüglich ihres Essverhaltens und der vorausgehenden und begleitenden Affekte und Konflikte fördern sowie die weitere therapeutische Arbeit bezüglich des Essverhaltens strukturieren helfen.

Essprotokoll

Exkurs: Einige Einwände gegen das störungsorientierte Vorgehen

Psychodynamisch orientierte Therapeutinnen und Therapeuten erleben es oft als schwierig, sich mit den verschiedenen Symptomen der Essstörung konkret und detailliert zu befassen. Sie unterschätzen deren Eigendynamik. Das Argument, die konkrete Beschäftigung mit der Symptomatik sei „oberflächlich", „wir Psychodynamiker beschäftigen uns mit dem Eigentlichen", geht am Wesentlichen vorbei. Zum einen beginnt auch psychodynamische Therapie immer an der „Oberfläche". Bis man zum „Eigentlichen" kommt, dauert es in der Regel eine Weile. Alles andere wäre „wilde Psychoanalyse" (Freud, 1910). Zudem wird durch die Symptomatik die differenzierte Wahrnehmung von Affekten und Konflikten sowie die Entwicklung von strukturellen Fähigkeiten blockiert, wie beim Alkoholiker durch den fortwährenden Griff zur Flasche. Diesem gestattet man auch nicht, während einer Therapie einfach weiterzutrinken.

Unterschätzung der Eigendynamik

Bereits Freud bemerkte in seinen „Vorlesungen zur Einführung in die Psychoanalyse" im 19. Kapitel unter dem Titel „Widerstand und Verdrängung":

> Man trifft kaum einen Kranken, der nicht den Versuch machte, irgendein Gebiet für sich zu reservieren, um der Kur den Zutritt zu demselben zu verwehren. Einer, den ich zu den Höchstintelligenten zählen mußte, verschwieg so wochenlang eine intime Liebesbeziehung und verteidigte sich, wegen der Verletzung der heiligen Regeln zur Rede gestellt, mit dem Argument, er habe geglaubt, diese eine Geschichte sei Privatsache. Natürlich verträgt die analytische Kur ein solches Asylrecht nicht. Man versuche es etwa, in einer Stadt wie Wien für einen Platz wie der Hohe Markt oder für die Stephanskirche die Ausnahme zuzulassen, dass dort keine Verhaftungen stattfinden dürfen. Und mühe sich dann ab, einen bestimmten Missetäter einzufangen. Er wird an keiner anderen Stelle als an dem Asyl zu finden sein. (Freud, 1916/17, S. 298)

---

9 Die Hinweise im Band *Anorexia nervosa* (Friederich et al., 2014) können hier weitere Unterstützung geben.

Bezüglich des Umgangs mit Angstneurosen führte er aus:

> Unsere Technik ist an der Behandlung der Hysterie erwachsen und noch immer auf diese Affektion ausgerichtet. Aber schon die Phobien nötigen uns, über unser bisheriges Verhalten hinauszugehen. Man wird kaum einer Phobie Herr, wenn man abwartet, bis sich der Kranke durch die Analyse bewegen lässt, sie aufzugeben. ... Bei diesen letzteren (den Agoraphobikern) hat man nur dann Erfolg, wenn man sie *durch den Einfluss der Analyse bewegen kann, sich wieder wie Phobiker ersten Grades zu benehmen, also auf die Straße zu gehen und während dieses Versuches mit der Angst zu kämpfen.* (Freud, 1919, S. 191, Kursivsetzung durch die Autoren)

Die Exposition ist also keineswegs eine Erfindung der Verhaltenstherapie. Sie gehört schon über ein Jahrhundert zu den Interventionen erfolgreicher psychodynamischer Psychotherapie. Ohne direkte Auseinandersetzung des Patienten mit der jeweiligen Symptomatik gibt es keine Fortschritte.

Psychodynamische Therapie verträgt das Aussparen wesentlicher Lebensbereiche nicht

Eine psychodynamische Therapie verträgt das Aussparen wesentlicher Lebensbereiche nicht, und die Essstörung ist oft zum wesentlichen, zentralen Lebensbereich essgestörter Patientinnen geworden. Das Symptom ist, um mit Fenichel (1945, 1982) zu sprechen, in das Ich aufgenommen. Das Ich ist hierdurch verändert. Hat sich eine Essstörung entwickelt, werden alle wesentlichen Gedanken, Gefühle und Konflikte hier untergebracht. Wie bei einer drogenabhängigen Person kreisen sie um das Essen, das Nichtessen, die Figur, das Erbrechen. Man kann dies mit einem immer enger werdenden Trichter vergleichen. In der Therapie kommt es darauf an, diesen wieder zu erweitern (Reich, 2011).

Weiterhin wird manchmal eingewendet, dass das Führen von Essprotokollen ebenso wie die detaillierte Exploration vom Umgang mit Figur und Aussehen die Beschäftigung mit diesen Themen verstärkt. Das ist in der Tat oft so. Hier geht es allerdings nicht ums Grübeln und Zergrübeln oder um dysfunktionale Kontrolle, sondern um eine klärende Beschäftigung mit dem Essverhalten, dem Körperempfinden, den Situationen, in denen dies variiert, und die dabei auftretenden Gedanken und Gefühle. Indem die Patientin diese besser erkennt, wird sie zu einer besseren Kooperationspartnerin in der psychodynamischen Psychotherapie (s. hierzu auch Friederich et al., 2014; Reich & Boetticher, 2017).

4.6 Das innere Drama konkret kennenlernen

Um das innere Drama der Patientin möglichst konkret kennenzulernen und zunächst in seinen situativen Auslösern zu erfassen, sollte von Beginn an geklärt werden, welche Affekte und welches konflikthafte Erleben aktuell mit den verschiedenen Aspekten der Symptomatik verbunden sind. Oft sind die Schilderungen der Patientinnen zunächst global, oberflächlich oder nichtssagend. Eine wesentliche Aufgabe der Therapie ist es, die Differenzierung der Wahrnehmung, insbesondere der Affekte, zu fördern. Dies beginnt bereits im ersten diagnostischen Gespräch.

Konkrete Klärung der Affekte und des konflikthaften Erlebens

All die Aussagen, die die Patientinnen zu den genannten Fragen machen, dienen der Therapeutin dazu, einen Einblick in die Abwehrstruktur der Patientin zu erhalten. Sie ermöglichen u.a., das Maß der Verleugnung festzustellen. Dies ist insofern wichtig, als davon abhängt, welches Niveau einer Konsensbildung möglich ist.

Die mit der Bulimie verbundenen Kognitionen, Affekte, Konflikte und strukturellen Probleme in Verbindung mit relevanten Entwicklungsfaktoren werden erfasst. In diesem klärenden Vorgehen wird die therapeutische Beziehung allmählich aufgebaut und eine Behandlungsmotivation gefördert.

Bulimia nervosa als „Spitze des Eisbergs"

Von Anfang an sollte explizit formuliert werden, dass die Bulimie die Spitze eines Eisbergs ist und für eine nachhaltige Verbesserung der Situation der Patientin die tieferen Beweggründe der Störung verstanden und verändert sein wollen. Damit unterscheidet sich der Therapeut von den Angehörigen, die, aus deren Position oft verständlich, vor allem wollen, dass die Patientin wieder „normal isst". Dies unterscheidet die psychodynamische Psychotherapie auch von anderen Therapieansätzen, die hauptsächlich an der Verhaltensebene ansetzen. *Die Abwehr- und Regulierungsfunktion der bulimischen Symptomatik muss dabei ebenso skizziert werden wie die Verschiebung von Konflikten und Regulierungsstörungen auf den Körper.*

Hierarchisierung der zentralen Problembereiche

Sind die psychodynamischen Kernprobleme herausgearbeitet, sollte eine Hierarchisierung der zentralen Problembereiche im Sinne von Fokusformulierungen vorgenommen werden. Hierbei ist auch zu klären, welches Ausmaß der Suchtaspekt bei der Herausbildung der Symptomatik hat und ob dies auf einen Entwicklungszusammenbruch in der Frühadoleszenz hinweist.

4.7 Definition und Bedeutung des Begriffs „Fokus“

Mit einer Reihe anderer Autoren sehen wir den Fokus als Aussage über eine *„zentrale unbewusste Motivation oder Konfliktsituation“* (Luborsky, 1995; Lachauer, 1992; Klüwer, 2000). Der Fokus wird auch als *„neurotischer Konfliktkern“* bezeichnet. Bei Luborsky (1995) sowie Luborsky und Mark (1991) stellt sich der Fokus als ein *„zentraler Beziehungskonflikt“* dar. In den interpersonellen psychodynamischen Ansätzen (Beutel et al., 2020) werden zyklische maladaptive Beziehungsmuster identifiziert. In der psychoanalytisch-interaktionellen Therapie (Streeck, 2018; Streeck-Fischer et al., 2016) sowie der strukturbezogenen Therapie nach Rudolf (2004, 2010) werden gestörte Ich-Funktionen von Patientinnen und Patienten bearbeitet. Im Ulmer Prozessmodell (Thomä & Kächele, 2006) werden die „gleichschwebende Aufmerksamkeit“ und die „Fokussierung“ als zwei sich ergänzende Funktionen betrachtet. Für die analytische Langzeitpsychotherapie bei Kindern und Jugendlichen trifft wie für die Therapie von Erwachsenen zu: *„Die psychoanalytische Therapie ist eine fortgesetzte, zeitlich unbefristete Fokaltherapie mit wechselnden Foci“* (Thomä & Kächele, 2006, S. 361 ff.). Damit wird der Fokusbegriff erweitert.

Fokusformulierung nach OPD

Für die therapeutische Arbeit werden in der Logik der OPD (Arbeitskreis OPD-KJ, 2020) Beziehungsfoki, Konfliktfoki und Strukturfoki formuliert. Als Foki gelten „diejenigen Merkmale des OPD-Befundes, die die Störung mitverursachen sowie aufrechterhalten und deshalb für die Psychodynamik des Krankheitsbildes eine bestimmende Rolle spielen“ (Rudolf & Grande, 2006, S. 5). Um einen bedeutsamen therapeutischen Fortschritt zu erzielen, muss eine Veränderung hinsichtlich dieser Foki erreicht werden. Nach Rudolf und Grande (2006) werden unter dieser Maßgabe die Foki ausgewählt. Weiterhin ist bei der Fokusbestimmung darauf zu achten, dass sich das Verhältnis von Struktur- und Konfliktanteilen der Störung in der Auswahl der Foki widerspiegelt. Alle Konflikte und strukturelle Schwierigkeiten zeigen sich im dysfunktionalen Beziehungsmuster, das somit immer im Fokus der therapeutischen Arbeit steht. Konfliktfoki, Strukturfoki und Beziehungsfoki werden für die Behandlung in einem Therapiefokus zusammengefasst. Der Behandlungsfokus enthält die komprimierte Psychodynamik der vorliegenden Störung. Dies beinhaltet die Orientierung am Symptom, da der Konflikt bzw. das strukturelle Problem über das Symptom vermittelt und ausagiert wird bzw. bewältigt werden soll. *Der Behandlungsfokus schließt somit immer auch das Symptom mit ein.*

Fokus als komprimierte Psychodynamik der Störung

4.8 Beispiele für Foki auf der Beziehungs-, Konflikt- und Strukturebene

Je nach dem Schwerpunkt der Schilderungen der Patientinnen werden gemäß dem Manual Foki auf unterschiedlichen Ebenen formuliert. Ein Fokussatz sollte wesentliches Erleben der Patientin mit anderen Personen bzw. mit sich selbst und ihrem Körper und die Konsequenz für die Patientin daraus erfassen sowie eine Verbindung zur Symptomhandlung herstellen. Wie in den folgenden Beispielen ersichtlich wird, formulieren Patientinnen den Fokus fast selbst, wenn man den Kontext der bulimischen Impulshandlung geduldig und sorgfältig mit ihnen exploriert. Hierzu nun einige Beispiele.

4.8.1 Beziehungsebene

Beispiel 1

Patientin: „Neulich im Unterricht hatte ich einen Platz für Marie neben mir freigehalten. Wir waren eigentlich verabredet. Sie kam in den Raum, sah gar nicht zu mir, sondern zu Leonie. Sie setzte sich dann neben die. In der Pause kam sie dann auf mich zu. Ich tat jetzt so, als ob ich sie nicht sehe. Ich unterhielt mich demonstrativ mit Stefan. In der großen Pause hielt ich es dann nicht mehr aus. Ich bin zum Bäcker gerast, habe mir im Park dann vier Sahnestücke reingestopft und auf dem Schulklo wieder ausgekotzt. Dann war mir leichter. Ich tat dann gegenüber Marie so, als sei nichts gewesen."

Agieren von Scham und narzisstischer Wut

Hier geht es um die tiefe Kränkung der Patientin durch Nichtbeachtung ihres Bemühens. Die Scham und die narzisstische Wut werden agiert, durch Umdrehen des Spießes (Nichtbeachtung von Marie) sowie durch die Symptomhandlung, und beseitigt. In der Therapie geht es darum, dass die Patientin ihre narzisstische Wut und ihre Kränkung wahrnehmen und aushalten lernt sowie auch mit der Mitschülerin die Situation zu klären versucht.

Ein *möglicher Fokussatz* ist: „Ich bemühe mich um andere. Diese beachten mich nicht. Ich versuche dann auch, sie nicht zu beachten. Ich bin innerlich wütend und enttäuscht. Um damit fertig zu werden, stopfe ich Essen in mich hinein und erbreche."

Beispiel 2

Patientin: „Vorgestern hatte ich nicht verstanden, was der Chef erklären wollte, mit dem neuen Rechner und dem Kopierer. Ich tat einfach so, als wäre alles klar. Dabei kam ich mir ziemlich doof vor. Ich wollte auch Simon, den anderen Azubi, nicht fragen. Ich helfe ihm öfters, aber umgekehrt, da hab' ich Probleme. Ich wusste dann nicht, was ich machen sollte. Ich hab' noch mal in der Betriebsanleitung nachgesehen, das dann auf die Schnelle auch nicht kapiert. Dann hab' ich gesagt, mir sei schlecht. Ich bin früher nach Hause, habe erstmal die Lasagne aus der Box geholt und in die Mikro getan. Danach noch zwei Becher Eis. Irgendwie hat mich das abgelenkt, beruhigt. Dann hab' ich erbrochen. Dann war mir leichter, dann habe ich fast komplett die Betriebsanleitung gelesen, bin auch noch mal im Internet gewesen. Gestern war ich dann früher bei der Arbeit und hab' schon mal probiert. Es ging."

Hier versucht die Patientin mit allen Mitteln, Abhängigkeit zu vermeiden und ihre Pseudo-Autonomie zu wahren. Die Angst vor Abhängigkeit und vor Versagen wird mit dem Essanfall und dem Erbrechen gebannt. Diese Angst ist zu bearbeiten.

Pseudo-Autonomie

Ein *möglicher Fokussatz* ist: „Ich versuche, möglichst alles selbst zu bewältigen. Wenn das nicht so klappt, wie ich es will, bin ich enttäuscht von mir und beschämt, fühle mich als Versagerin. Ich möchte mich anderen so nicht zeigen. Essen und Erbrechen beruhigt mich."

4.8.2 Konfliktebene

Beispiel 1

Patientin: „Ich fühle mich von anderen oft kritisch beobachtet und abgewertet. Deswegen bemühe ich mich, nach außen cool zu wirken. Ich vermeide es, Schwächen zu zeigen, zum Beispiel traurig oder ängstlich zu wirken. Wenn solche Gefühle sichtbar werden, schäme ich mich. Ich verurteile und verachte mich. Dann fange ich an, viel zu viel zu essen und zu erbrechen. Danach bin ich oft ruhiger."

Hier geht es in der Behandlung hauptsächlich darum, das Ideal der Patientin von „Stärke" und die daraus resultierende Scham zu bearbeiten.

Ideal von Stärke

Der *Fokussatz* ist bereits oben in der Beschreibung der Patientin herausgearbeitet.

Beispiel 2

Patientin: „Ich vergleiche mich oft mit anderen. Dabei achte ich besonders auf die Figur und das Aussehen. Wenn andere besser sind, z. B. in den Klassenarbeiten, fühle ich mich schnell zu dick, besonders an den Hüften. Dann esse ich weniger. Dann kommt der Heißhunger. Wenn ich einen Essanfall hatte, habe ich Angst, dass man mir das ansieht, eben an den Hüften. Dann erbreche ich und gehe ins Fitnessstudio, um zu trainieren. Erst danach fühle ich mich wieder etwas ausgeglichener."

Rivalisieren

Hier geht es hauptsächlich darum, das Rivalisieren, die Verschiebung der Selbstabwertung auf den Körper und das Ungeschehen-Machen zu bearbeiten.

Ein *möglicher Fokussatz* ist: „Mein Selbstwertgefühl ist sehr stark davon abhängig, wie ich meine Figur wahrnehme, vor allem im Vergleich zu anderen. Ich versuche, das durch Hungern in den Griff zu bekommen. Das klappt nicht. Ich bekomme Heißhunger und Essanfälle. Ich fühle mich von anderen beobachtet und erbreche oder trainiere."

Beispiel 3

Patientin: „Ich traue mich oft nicht, meine Wut zu äußern. Ich möchte immer sachlich bleiben, so wie alle anderen in unserer Familie. Wenn ich Wut habe, fresse ich, dann erbreche ich so, dass die anderen es noch mitbekommen. Dann ist die Wut meistens weg."

Über-Ich-Gebot der „Sachlichkeit"

Hier geht es darum, das Über-Ich-Gebot der „Sachlichkeit" zu bearbeiten und adäquate Wege zum Ausdruck von Aggressivität zu erarbeiten.

Hier ist der *Fokussatz* bereits herausgearbeitet.

4.8.3 Strukturebene

Beispiel 1

Patientin: „Wenn ich allein bin, fühle ich mich oft leer. Wenn ich keine Aufgaben habe, kann ich mit meiner Zeit nichts anfangen. Aus Langeweile fange ich dann an zu essen, bis mir der Bauch weh tut. Dann spüre ich mich besser. Ich erbreche dann und nehme Abführmittel. Wenn ich danach noch ein paar Kilometer jogge, ist die Zeit meistens rum. Dann ist das Leeregefühl weg."

Unfähigkeit zum Alleinsein

Hier geht es hauptsächlich darum, mit der Patientin Möglichkeiten zum besseren Ertragen von Leeregefühlen und von selbst gesteuertem Verhalten zu entwickeln. Die Unfähigkeit zum Alleinsein resultiert nicht selten daraus, dass sich in diesen Situationen unangenehme Gefühle, Fantasien oder Erinnerungen aufdrängen, die massiv verdrängt oder sogar dissoziiert werden müssen, sodass die „innere Bühne leergefegt" ist. Dies wiederum hat nicht selten mit Erfahrungen der Verlassenheit beim Aufkommen dysphorischer Gefühle zu tun.

Ein *möglicher Fokussatz* ist: „Alleinsein heißt für mich, einsam zu sein. Dann fühle ich mich leer. Was dahinter steckt, ist noch unklar. Durch Essanfälle, Erbrechen und Bewegung fühle ich mich selbst mehr."

Beispiel 2

Patientin: „Wenn es mir schlecht geht, kann ich häufig nicht einordnen, weshalb das so ist. Ich kann das Gefühl im Moment auch nicht genauer beschreiben. Da ist eine Lücke in meiner Wahrnehmung. Wenn ich esse und erbreche, geht der Druck weg, dann bin ich betäubt."

Affektdifferenzierung

Hier geht es in der Behandlung darum, das Gefühl des „Schlechtgehens" zu differenzieren, es länger zu ertragen, unterschiedliche Ursachen hierfür zu erkennen und alternative Möglichkeiten des Umgangs zu entwickeln.

Hier ist der *Fokussatz* bereits herausgearbeitet.

Beispiel 3

Patientin: „Ich merke oft nicht, wenn mir etwas zu viel wird, wenn ich zum Beispiel anderen Geld leihe oder sie Hausaufgaben abschreiben lasse, ohne dass ich es wirklich will. Statt auch mal ‚nein' zu sagen oder mein Tablet mit den gelösten Aufgaben nicht gleich rauszurücken, habe ich Essanfälle und hungere an den nächsten Tagen."

Eigene Interessen spüren

Hier geht es darum, dass die Patientin zunächst lernt, ihre Interessen zu spüren. In weiteren Schritten wären ihre Ängste vor Objektverlust und ihre extreme Objektabhängigkeit zu bearbeiten.

Hier ist der *Fokussatz* ebenfalls bereits herausgearbeitet.

4.9 Weitere zentrale Aspekte der Diagnostik

Hierbei sind besonders zu beachten:

Gefühle von Unzulänglichkeit und Beschämung

- *Die auslösende Situation und die Entwicklung der Symptomatik:* Dies sind bei Bulimikerinnen häufig massive Gefühle von Unzulänglichkeit und Beschämung, verbunden mit Zurückweisungen, die ein Selbstbild, nicht liebens- und achtenswert zu sein, aktivieren. Dies können Versagen in Leistungssituationen oder Angst davor sein, häufiger aber noch Zurückweisungen, Entwertungen oder Nichtbeachtung in zwischenmenschlichen Situationen. Diese werden auf den Körper bzw. das Körperempfinden verschoben. Dieser wird nun als unzulänglich erlebt und soll durch Restriktion des Essverhaltens „in Form" gebracht werden. Die Restriktion des Essverhaltens mündet in Essanfälle. So wird die bulimische Spirale in Gang gesetzt.

- *Entwicklung des Körperbildes:* Dieses ist oft bereits vor der Adoleszenz durch kritische Kommentare, Vergleiche, die „Aussehensfokussierung" der Familie und Körperbildstörungen bei den Eltern oder Großeltern gestört (vgl. Abschnitt 1.8.5). Oft sind es einzelne Körperpartien, die verzerrt wahrgenommen und durch Restriktion des Essverhaltens sowie körperliche Übungen verändert werden sollen, z. B. Gesäß, Oberschenkel, Oberarme oder Hüften. Diese Störungen sind sorgfältig zu explorieren, da sie die Essstörung wesentlich mit unterhalten.

Körperbildstörungen

- *Erfahrungen mit Sexualität und Partnerschaft:* An BN Erkrankte haben oft Erfahrungen mit sexuellen Partnerschaften, manchmal schon recht früh, wobei sie sich eventuell emotional überfordern, um mit den (vermeintlichen) Normen der Gleichaltrigengruppe mithalten zu können. Die Betroffenen neigen offensichtlich dazu, ihre Wirkung auf ihre Partner, auch während des Sexualaktes, genau zu beobachten, und scheinen in ihrer Stimmung von dem Beobachteten sehr abhängig zu sein. Sie sind sehr empfindlich gegenüber wahrgenommenen Zurückweisungen.
- *Einstellung zu Essen, Diät, Gewicht und Aussehen in Familie und Gleichaltrigengruppe:* Die diesbezüglichen Einflüsse wurden bereits z. T. geschildert (vgl. Abschnitt 1.8.5). Hierunter fallen auch die Essgewohnheiten und -rituale, der Verzicht auf eine Mahlzeitenstruktur und deren kommunikative Funktion, die sogenannte „Gastro-Anomie".
- *Essstörungen, Suchtansätze, Depressionen und andere seelische Erkrankungen in der Familie:* Substanzmissbrauch, manifeste Essstörungen und depressive Störungen sind in den Ursprungsfamilien bulimischer Patientinnen sehr verbreitet und „bahnen" oft den Weg in die orale Regression als Möglichkeit der „Lösung" von Spannungen. Oft werden sie wie die Einstellungen zu Diät, Gewicht und Aussehen ich-synton als „normal" empfunden.

Orale Regression

Weiterhin können, wie bei anderen Störungsbildern auch, Erfahrungen in der Familie in folgenden Bereichen bestimmend für die Konfliktdynamik, strukturelle und interpersonelle Probleme bei der BN und deren Aufrechterhaltung sein (Cierpka & Reich, 2010; Reich, 2005, 2015):

Verletzung der interpersonellen Grenzen

- *Umgang mit interpersonellen Grenzen:* Probleme mit und Verletzung der interpersonellen Grenzen sind bei Familien mit ausgeprägten psychischen Störungen ein ubiquitärer pathogener Faktor. Dieser zeigt sich bei von Bulimie Betroffenen z. B. in einem taktlosen oder herabsetzenden Eindringen in die Privatsphäre und die Gefühlswelt der späteren Patientin. Diese wird nicht wahrgenommen, sondern übergangen. Sie kann mit rigider Grenzziehung und Abweisung bzw. emotionaler Vernachlässigung abwechseln. Manchmal werden vertrauensvolle Beziehungen in der Familie durch offen inzestuöses Handeln ersetzt. Grenzüberschreitungen und Missachtung der Intimschranken lösen oft heftige Schamaffekte aus.

- *Umgang mit Konflikten:* Diese werden oft impulsiv und heftig mit entsprechenden aggressiven Affekten ausgetragen, bleiben aber ungelöst. Das Bedürfnis nach Zusammenhalt und die Kohäsion sind deutlich weniger ausgeprägt als in Familien Magersüchtiger. In den selteneren Fällen von konfliktvermeidendem Familienstil werden über die bulimische Symptomatik oft abgewehrte aggressive Impulse ausagiert.

Heftige Affekte – keine Lösung

- *Affektive Resonanz:* Es fehlen häufig emotionale Wärme und gegenseitiges freudiges Widerspiegeln in den Interaktionen zwischen Eltern und Kind sowie zwischen Geschwistern. Für ihre Bedürfnisse nach liebevoller Zuwendung, Vertrauen und Anerkennung finden die späteren Patientinnen oft keine Resonanz. Emotionale Intimität wird durch Handeln ersetzt. Handeln als Mittel der Affektabwehr durch Wendung vom Passiven ins Aktive setzt sich im Symptom fort.

Handeln statt emotionaler Intimität

- *Werte und Ideale:* Die Normen, Werte und Ideale erscheinen oft als widersprüchlich. Oft wird großer Wert auf Selbstkontrolle, ein gutes äußeres Erscheinungsbild, Leistung und Perfektion gelegt. Andererseits kommt es immer wieder zu Impulshandlungen und offenen Konflikten. Zudem werden Impulshandlungen wie das Ausagieren von Wut, Zorn, Jähzorn sowie Arroganz und abweisendes Verhalten oft mehr oder weniger bewusst gebilligt oder als ein Zeichen von *Stärke* bewundert, auch als Zeichen davon, dass man sich nicht durch Normen eingrenzen lässt. Stärke wird von den Patientinnen oft durch vorzeitige Autonomie verlangt. Bedürfnisse nach Anlehnung, Versorgung und Unterstützung müssen sie ebenso wie die anderen Familienmitglieder als Zeichen von Schwäche und als beschämend abwehren. Dieser Umgang mit Schwäche und die Scham verbindet die familiendynamische Störung mit der individuellen Pathologie. Für die Patientin wird der abgelehnte Körper zum Repräsentanten der eigenen Bedürftigkeit, Machtlosigkeit und Schwäche, die mit Selbstverachtung verbunden ist.

Selbstkontrolle, „Stärke", „Schwäche"

Aktive Exploration

Auch in diesen Bereichen ist eine aktive Exploration indiziert. Manchmal stellen Patientinnen Gegenfragen: „Wozu wollen Sie eigentlich wissen, wie in meiner Familie mit Konflikten umgegangen wurde und wird? Was hat das mit meiner Bulimie zu tun?"

Eine beispielhafte Antwort der Therapeutin: „Ich frage das regelmäßig. Manchmal hängt die Bulimie mit der Art und Weise, wie in der Familie mit Konflikten umgegangen wurde, zusammen. Wenn Konflikte sehr impulsiv und eruptiv geäußert werden, aber ungelöst bleiben, so kann das ein Modell dafür sein, dass man selbst impulsiv handelt, schnell alles rauslässt, dann aber die Spannung nicht aushält und schnell alles wieder zudeckt.

Die Bulimie kann dann dafür eingesetzt werden, den eigenen Spannungen impulsiv nachzugeben, diese so zu regulieren und dann die Folgen zu verdecken. Es kann auch so sein, dass das Mitteilen von Meinungsverschiedenheiten und das Ansprechen von Konflikten ganz vermieden wird und diese dann im Essanfall und im Erbrechen geäußert werden, indem z. B. der Kühlschrank leergegessen und das Erbrochene auf der Toilette verspritzt wird. Ob es bei dir derartige Zusammenhänge gibt, weiß ich noch nicht. Das wird sich im Laufe der Zeit zeigen oder auch nicht. Das Ganze hört sich für dich vermutlich auch erst einmal merkwürdig an. Hier ist es so wie beim Arzt, der erst mal die verschiedenen Bereiche untersucht, Blutbild, Ultraschall, Blutdruck, vielleicht EKG, und dann die verschiedenen Befunde zu einem Gesamtbild zusammenführt. In manchen Bereichen ergibt sich etwas, in anderen nicht. Das muss man offenlassen."

Beachte

Es ist therapeutisch ganz wichtig, hier wie bei anderen zu explorierenden Themen „die Tür offen zu lassen", den „Raum zu öffnen". Oft kommen relevante, von angemessenen Affekten begleitete Eindrücke und Erinnerungen erst später oder spät in der Therapie auf. Bulimie-Patientinnen neigen zu schnellen „Einsichten", die dann aber „unverdaut" bleiben und somit entwertet werden, ebenso wie zu rascher Verneinung bzw. Verleugnung, z. B. aus Familienloyalität oder weil die Affekte bei genauerer Wahrnehmung zu schmerzlich wären. Solange Zusammenhänge nicht emotional erfahren werden, bleibt ihr Erkennen therapeutisch unwirksam. Die Exploration dieser Bereiche sowie der anderen oben genannten familiären und Entwicklungsaspekte soll die Patientinnen daher an mögliche Zusammenhänge der Bulimie heranführen und ihre diesbezügliche Wahrnehmung fördern. Voreilige Deutungen sind unbedingt zu vermeiden. Bei den Patientinnen soll eine explorative Einstellung gefördert werden.

Unverdaute „Einsichten"

Die Eröffnungsphase ist dadurch gekennzeichnet, dass in ihr eine Konsensbildung zwischen Therapeutin und Patientin über die Zielsetzung der Behandlung angestrebt wird. Dies ist nicht ein einmaliger Vorgang, sondern ein Prozess, der aber schwerpunktmäßig der Eröffnungsphase zugehört. Hierbei ist mit der Patientin zu klären, was an Konfliktspannungen oder strukturellen Defiziten zu bewältigen ist und wie es anders als durch das bulimische Verhalten bewältigt werden könnte.

4.10 Die Behandlungsphase

4.10.1 Allgemeine Aspekte und Vorgehensweisen

Die mittlere Therapiephase hat die Bearbeitung der psychodynamisch relevanten Konfliktmuster im Wechselspiel mit der Wahrnehmung und Bearbeitung struktureller Defizite und Einschränkungen sowie der dysfunktionalen Beziehungsgestaltung zum Schwerpunkt. Der konzeptuelle Bezugsrahmen, in dem die Therapeutin arbeitet, kann frei gewählt werden in dem Sinne, in dem ihr dieser für gerade diese Patientin als besonders geeignet erscheint. Es sollte aber immer wieder auf das gestörte Essverhalten Bezug genommen werden. Die Therapeutin-Patientin-Beziehung muss fortwährend auf mögliche Etablierung von Anpassungs- und Kontrollstrukturen reflektiert und hinterfragt werden. Die mit 60 Stunden zu beendende Psychotherapie sollte die Therapeutin bewusst dazu motivieren, eine Hierarchisierung der psychodynamisch relevanten Konflikte vorzunehmen unter dem Aspekt, was jetzt besonders dringend ist und was eher vernachlässigt werden kann.

4.10.2 Psychoedukative Elemente

In der Behandlung essgestörter Patientinnen sind psychoedukative Elemente und Informationen unerlässlich und eine weitere wesentliche Grundlage der Behandlung.

Hier sind folgende Aspekte relevant:

- Konkrete Thematisierung des Essverhaltens, Informationen über Ernährung und Diäten. Oft bestehen hier falsche, verzerrte oder magische Vorstellungen (z. B. bezüglich der Kohlenhydrate). Patientinnen führen körperliche Reaktionen, z. B. Hungergefühle, aber auch Körpergewicht oder Körperform allein auf ihren Willen bzw. ihre Willensschwäche zurück. Sie halten eher sich selbst für schlecht als die Diätregeln, denen sie folgen wollen. Der Einfluss konstitutioneller Faktoren wird oft ausgeblendet, ebenso, dass ein Gewicht, das unter einem Body-Mass-Index (BMI) von 18 liegt, Unterernährung mit allen die Essprobleme verstärkenden physiologischen und psychologischen Folgen bedeutet und dass restriktives Essverhalten Essanfälle provoziert. Jeder Gewichtsbereich, der mehr als eine leichte Kontrolle des Essverhaltens erfordert, erniedrigt die Schwelle zur Bulimie. Kurzfristige Gewichtsschwankungen, die einer natürlichen Fluktuation entsprechen, lösen häufig Angst oder Panik aus. Eine Toleranz gegenüber Gewichtsschwankungen von ca. 3 kg ist für die Lebensgestaltung und das Essverhalten hilfreich.

Verzerrte Vorstellungen über Ernährung und Gewicht

- Patientinnen werden durchaus dazu angeregt, alternative Bewältigungsmöglichkeiten zu ihrem gestörten Essverhalten zu überlegen und diese in die Praxis umzusetzen. Über Probleme und Erfolge wird in den Behandlungen gesprochen. Dabei werden die Anregungen in Hinblick auf die Beziehungsregulierung, auch die therapeutische Beziehung, die Konfliktbewältigung und strukturelle Defizite reflektiert. Beobachtungen und Registrierung ihres Essverhaltens (Essprotokolle), Tagebücher und auch Traumprotokolle können die Patientinnen zu Hilfe nehmen, um ihre Selbstbeobachtung und Introspektion zu verbessern (Stricker, 2006).

Alternative Bewältigungsmöglichkeiten

Mit der Veränderung des restriktiven hin zu einem regelmäßigen, dabei flexiblen Essverhalten, der Integration „verbotener" Nahrungsmittel und der allmählichen Einführung einer auf drei Haupt- und zwei bis drei Zwischenmahlzeiten beruhenden *Struktur* können die Patientinnen allmählich einen Rhythmus von Hunger und Sättigung wieder gewinnen. Dieser Plan sollte Priorität vor Hungergefühl und Appetit haben und auch nach Essanfällen eingehalten werden. Natürlich muss er sich in den Tagesablauf der Patientin einfügen und eventuell modifiziert werden. Äußere Verpflichtungen können auch als Rationalisierung benutzt werden, um die Struktur nicht einzuhalten. Die Mahlzeitenstruktur vermindert die psychische und physische Bereitschaft für Essanfälle. Ein wesentliches Hindernis bei der Etablierung ist die Angst vor Gewichtszunahme. Diese kann manchmal durch Erläuterungen beruhigt werden, sodass die Patientinnen die vorgeschlagene Methode zumindest erproben. Die tiefergehenden, psychodynamisch begründeten Ängste können jetzt deutlicher hervortreten und Gegenstand der weiteren Behandlung werden.

Rhythmus von Hunger und Sättigung wieder gewinnen

- Hinweise zum Umgang mit Problemsituationen sind im Laufe der Therapie immer wieder unerlässlich. Patientinnen können sich nach relativ geringen Nahrungsmengen bereits „voll" fühlen, besonders dann, wenn sie etwas gegessen haben, was als „dickmachend" gilt. Manchen hilft der Hinweis, dieses Gefühl als ein vorübergehendes anzusehen und die Spannung zu ertragen, oder auch, beim Essen etwas weitere Kleidung zu tragen als die vielleicht üblichen knappen Jeans oder Leggins. Es hat sich als günstig erwiesen, während des Essens keinen anderen Aktivitäten nachzugehen, dieses auf einen Raum zu beschränken und die Menge der verfügbaren Lebensmittel zu begrenzen. Einkäufe sollten mit einer Liste geplant durchgeführt werden. Wesentlich sind zudem alternative Aktivitäten zwischen den Mahlzeiten, die nicht mit Essen vereinbar sind, insbesondere in „Leerlaufzeiten", z. B. am Wochenende. Hierdurch sollen dysphorische Stimmungen oder Langeweile allmählich in einer kontemplativeren Weise ertragen und verarbeitet werden als bisher.

Umgang mit Problemsituationen

- Schädigende, den Behandlungszielen zuwiderlaufende Verhaltensweisen müssen immer wieder konfrontiert und in Hinblick auf die Ebenen Beziehung, Konflikt und Struktur hin untersucht werden. Informationen über die Folgen von Essanfällen, selbstinduziertem Erbrechen, Laxanzienmissbrauch sowie exzessivem Sporttreiben können dies unterstützen. Durch das Erbrechen wird in der Regel nicht alles Gegessene wieder aus dem Körper befördert. Habituelles Erbrechen fördert Überessen, weil die Patientinnen denken, sie können es sich eben deswegen „erlauben". Zudem ist Erbrechen leichter, wenn der Magen voll ist. Die Patientinnen sollten ihre Vorräte an Laxanzien und Diuretika wegwerfen. Wenn sie sich hierzu nicht in der Lage sehen, ist ein Zeitplan für deren Absetzen zu vereinbaren. Über die negativen Folgen exzessiver Bewegung sind sich ebenfalls viele Patientinnen im Unklaren oder sie verleugnen den suchtartigen Charakter, den diese annehmen kann.

Gegen die Behandlung gerichtete Verhaltensweisen konfrontieren

Auf diese Informationen und Hinweise kann während der weiteren Behandlung zurückgegriffen werden. Manchmal werden in der Anfangsphase der Behandlung bereits vollzogene Veränderungen bei späteren Konflikten wieder rückgängig gemacht. Es erleichtert die Bearbeitung von Widerständen im weiteren Verlauf der Therapie, wenn die Patientinnen auf der Verhaltensebene etwas nicht oder nicht mehr tun, von dem sie *wissen* – weil es ausführlich besprochen wurde –, dass es der Besserung ihrer Erkrankung eigentlich nützt. Die gegebenen Informationen und der Umgang damit sind also immer auch in ihrer *Übertragungsbedeutung* zu sehen.

Bearbeitung von Widerständen im weiteren Verlauf

Eine Symptomauflösung durch verbesserte Möglichkeiten in der Beziehungsregulierung und der Bewältigung von Konflikten bzw. strukturellen Defiziten sowie die Veränderung schädigender Beziehungsmuster sind Ziel der Behandlung.

4.10.3 Allgemeine technische Hinweise

4.10.3.1 Orientierung am aktuellen Strukturniveau: Stärkung des beobachtenden und erlebenden Ich

Das therapeutische Vorgehen sollte von Beginn der Behandlung an das beobachtende und erlebende Ich der Patientin gleichermaßen zur Mitarbeit anregen, die Beschäftigung mit intrapsychischen Vorgängen und interpersonellem Erleben fördern. Hierdurch werden die therapeutische Beziehung und das Arbeitsbündnis weiter gestärkt. Die Abwehr gegen psychodynamisch orientierte Psychotherapie und die zugrunde liegenden Ängste können so verringert werden. So sollten alle Interventionen darauf abzielen, die Wahrnehmung und das Erleben zu differenzieren, insbesondere die Affekte, die Bulimikerinnen häufig nur globalisiert oder negativ wahr-

Das beobachtende und erlebende Ich fördern

nehmen. Dies betrifft die Wahrnehmung von Reaktionen anderer sowie von eigenen inneren Zuständen und Konflikten.

4.10.3.2 Kontextfindung

Kontexte der Symptomauslösung wahrnehmen

Ein von den Patientinnen leicht zu akzeptierender Ausgangspunkt der Gespräche ist die Exploration der Situationen, in denen die bulimische Symptomatik auftritt (z. B. Alleinsein als Ausdruck von Hilflosigkeit, Verlust des steuernden Objekts). Hierbei kann wiederum das Essprotokoll, in dem auch die Kognitionen und Gefühle festgehalten werden, die sich vorher und nachher einstellen, hilfreich sein oder das Aufschreiben in freier Form.

4.10.3.3 Klarifikation (Klarifizieren, Klären)

Immer wieder an konkreten Beispielen klären, was mithilfe des gestörten Essverhaltens dysfunktional bewältigt wird. Das *Klären* ist während der ganzen Therapie ein wesentliches Therapeutikum. Hierauf ist oft von Beginn der Behandlung an zu zentrieren, da globale, undifferenzierte Wahrnehmungen das Erleben von Konflikten und das Durcharbeiten behindern. Diese Arbeit erfordert in der Regel ein Höchstmaß an Beharrlichkeit.

4.10.3.4 Neue Bewältigungsformen anstelle des dysfunktionalen bulimischen Verhaltens entwickeln

Neben den o.g. psychoedukativen Hinweisen und Schritten zur Veränderung des Essverhaltens gilt es bei Beziehungsproblemen und bei inneren Konflikten:

- Wahrnehmungen zu differenzieren und zu prüfen,
- die Anteile der Konflikte und deren Entwicklung allmählich zu verstehen,
- festgefügte Überzeugungen und damit verbundene Affekte in Frage zu stellen und zu relativieren.

Verfügbarkeit über strukturelle Funktionen verbessern

Dies ist in der Regel unmittelbar verbunden mit der Strukturebene. Bei strukturellen Defiziten ist zunächst immer die Verfügbarkeit über strukturelle Funktionen zu verbessern, dies im Sinne der psychoanalytisch-interaktionellen Methode, der strukturbezogenen Therapie bzw. den mentalisierungsbasierten Ansätzen (vgl. hierzu zusammenfassend Beutel et al., 2020). Anfangs sind strukturelle Aspekte eher von der Therapeutin einzubringen und zu substituieren, da diese und die hiermit verbundenen Probleme für die Patientinnen oft ich-synton sind. Die Patientin ist allmählich anzuregen, diese selbst zu übernehmen.

4.10.3.5 Durcharbeiten

Dies ist die Haupttätigkeit in psychodynamischen Psychotherapien. Die Beziehungs-, Konflikt- und Strukturthemen sind immer anzusprechen, auch in der therapeutischen Beziehung. Die Übertragung rückt vor allem an schwierigen Stellen immer wieder in den Vordergrund. Dann stagniert oft die Behandlung oder Fortschritte werden wieder rückgängig gemacht. Daher sind alle Ebenen der Fokusbildung immer wieder auch in der Übertragung anzusprechen. Strukturelle Veränderungen sind ebenso zu üben wie die Wahrnehmung und bessere Regulierung von intrapsychischen und interpersonellen Konflikten. Die Bezugnahme auf Erinnerungen und auf genetisches Material ist sinnvoll und angebracht. Es ermöglicht den regressiven Zugang zu eher passiv getönten Wünschen, Sehnsüchten und Erwartungen. Hier kann es zu Rückfällen kommen mit Einbrüchen im Erleben und Erinnerungen an traumatische Erfahrungen. Die Integration abgewehrter und „beschädigter" Selbstanteile durch Benennen und gemeinsames Aushalten hat hier ihren Ort.

Zur Bearbeitung der für die Aufrechterhaltung der Symptomatik psychodynamisch relevanten Faktoren empfiehlt es sich, aus all den erarbeiteten Gesichtspunkten einen Problemfokus zu erfassen und zu formulieren (vgl. Kap. 4.7 und 4.8). Dabei werden die aus der OPD entlehnten Achsen – Beziehung, Konflikt und Struktur – eingeschätzt und aus ihnen gemeinsam eine psychodynamische Hypothese formuliert. Sie dient als Leitfaden für das Durcharbeiten und die immer wieder herzustellende Kontextfindung.

Beziehung vs. Konflikt? Konflikt vs. Struktur? Struktur vs. Beziehung?

Wir sehen diese drei Aspekte als zusammenhängend an, wie Abbildung 2 verdeutlicht. Bei an BN Erkrankten treten regelmäßig Probleme in der Spannungsregulierung auf. Dies legt das Vorhandensein von strukturellen Störungsanteilen nahe. Dabei ist zu prüfen, worin diese strukturellen Störungsanteile bestehen und woraus sie resultieren. Sie können die Folge von inneren oder interpersonellen Konflikten sein, die zu Impulshandlungen führen. Dies kann Ausdruck einer momentanen Ich-Regression oder von Ich-Einschränkungen im Sinne von Anna Freud (1936/1980) im Gegensatz zu echten „Defekten" sein.[10] Strukturelle Störungsanteile kön-

10 Bei Ich-Einschränkungen sind die betreffenden Fähigkeiten im Prinzip vorhanden, werden aber nicht weiterentwickelt oder verkümmern, z. B. durch Vermeiden, etwa bei der Sozialen Phobie, bei der soziale Situationen gemieden werden und dadurch die Fähigkeit, sich in diesen zu bewegen, z. B. sich adäquat mitzuteilen, abnimmt, was die sozialen Ängste sekundär verstärkt. Ähnlich ist es bei Substanzmissbrauch oder -abhängigkeit bezüglich der Affektwahrnehmung, -differenzierung und -regulierung, sowie auch bei Essstörungen.

Wechselwirkung zwischen intrapsychischen und interpersonellen Konflikten und strukturellen Fähigkeiten

nen aber auch „vorgängig" vorhanden sein, das Erleben sowie die Verarbeitung von inneren und interpersonellen Konflikten und Spannungen erschweren und diese hierdurch verstärken. Strukturelle Störungsanteile können sich aber auch wechselseitig mit inneren und Beziehungskonflikten entwickeln und verstärken. Der Aspekt der Regression und der Ich-Einschränkungen im Sinne Anna Freuds wird bei BN-Patientinnen oft unterschätzt. Abbildung 2 soll die Wechselwirkung zwischen intrapsychischen und interpersonellen Konflikten und strukturellen Fähigkeiten bzw. deren Einschränkungen verdeutlichen.

Nehmen die strukturellen Fähigkeiten ab, verstärkt und radikalisiert sich das Erleben von intrapsychischen und interpersonellen Konflikten im Sinn archaischer Konfliktmuster, z.B. einer Aggressivierung des Über-Ichs und der Entwicklung von Abwehrmaßnahmen wie Projektion, „projektiver Identifikation", „Spaltung" oder Verleugnung. Die Verstärkung von Konfliktspannungen wiederum kann zur weiteren Abnahme von strukturellen Fähigkeiten beitragen. In der Diagnostik und auch in der Therapie ist es sinnvoll, die drei Aspekte im Auge zu behalten.

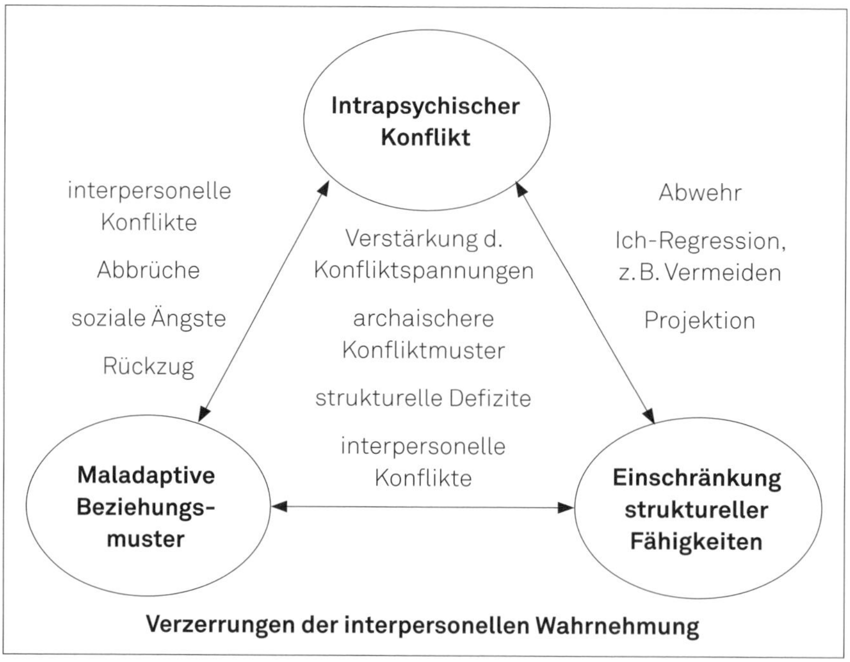

Abbildung 2: Zusammenhang zwischen Konflikt, Struktur und Beziehung

4.10.3.6 Orientierung der Therapie am aktuellen Strukturniveau

Jede erfolgreiche Therapie setzt am aktuellen Strukturniveau von Patientinnen an. Ansonsten würden die Patientin, ihre momentanen Ich-Fähigkeiten und ihre Bedürfnisse verfehlt. Jede dauerhaft erfolgreiche Therapie verbessert das Strukturniveau, die interpersonellen Beziehungen und den Umgang mit intrapsychischen Konflikten. Zudem kommt *keine erfolgreiche psychodynamische Therapie ohne Üben und Neu-Lernen, d. h. die Entwicklung von neuen strukturellen Fähigkeiten bzw. deren Verbesserung aus* (Thomä & Kächele, 2006).

Am aktuellen Strukturniveau beginnen

Im Folgenden werden zu den Achsen Beziehung, Konflikt und Struktur Aspekte aufgeführt, die geeignet sind, auf den bei an BN Erkrankten zur Bearbeitung kommenden Fokus besonders zu zentrieren. Dies erfolgt in Anlehnung an die OPD-Logik, ohne deren inhaltliche Vorgaben ganz zu übernehmen.

4.10.4 Beziehung

In der Behandlung von an BN Erkrankten, besonders im jugendlichen Alter und jungen Erwachsenenalter, entwickeln sich oft einige typische Momente der Beziehungsaufnahme, die die Übertragungsdynamik gestalten. Hierzu gehören (s. auch Reich et al., 2014):

- *Pseudoautonomie:* Jugendliche, insbesondere von BN Betroffene, können Hilfsbedürftigkeit nur schwer eingestehen, da das Meistern der anstehenden Entwicklungsaufgaben Autonomieimpulse und wachsendes autonomes Funktionieren voraussetzt. Die Hinwendung zu und Bindung an eine Therapeutin kann als Rückschritt in eine Abhängigkeit erlebt werden. Unbewusst werden oft massive regressive Wünsche nach emotionaler Intimität und Versorgung mobilisiert, was die Ambivalenz und die Abwehr verstärkt. Daher bemühen sich bulimische Patientinnen, als autonom und stark zu erscheinen und den Eindruck sowie das Gefühl von Abhängigkeit zu vermeiden. Sie geben sich dann vordergründig kompetent, sicher, unbeeindruckt, einsichtig und kooperativ. So schützt die Patientin ihre verletzlichen und bedürftigen Seiten und kann ihr Selbst- und Selbstwertgefühl regulieren. In der Gegenübertragung kann dies das vordergründige Gefühl einer sehr guten Arbeitsbeziehung auslösen, wobei sich bald das Gefühl einschleicht, dass diese „zu gut“ ist. Die Therapeutin sollte sich immer der hochgradigen Ambivalenz der Patientin bewusst sein, immer wieder werden Behandlungen von „compliant“ erscheinenden Patientinnen überraschend abgebrochen.

Die Ambivalenz berücksichtigen

- *Angst vor Verachtung und Fallen-Gelassen-Werden:* Dies ist die dominierende Angst, die die therapeutische Beziehung vermutlich während des gesamten Verlaufes einer Behandlung begleitet. Das Sichtbarwerden von emotionalen Anlehnungswünschen, von Traurigkeit oder Angst vor Abhängigkeit oder Hilflosigkeit sowie Einsamkeit wird gefürchtet. All diese Gefühle werden zunächst als ein Zeichen von „Schwäche" gesehen, als Anzeichen des „defekten Selbst". Die Patientinnen haben bisher wenig Erfahrung mit angemessener emotionaler Resonanz und Empathie gemacht. Von daher sind sie unterschwellig misstrauisch und fürchten, auch in der therapeutischen Situation verachtet zu werden.

Angst vor Abhängigkeit, Hilflosigkeit und Einsamkeit

- „*Scham und Schamabwehr* sind daher konstante Begleiterinnen des gesamten Behandlungsprozesses. Auf die verschiedenen Manifestationen dieses Affektes und seiner Abwehr ist zu achten, insbesondere auf die Wendung vom Passiven ins Aktive und die Affektumkehr. In potenziell beschämenden Situationen kann die Patientin selbst verächtlich oder abwertend sein, statt traurige Affekte oder Wut zu spüren" (Reich et al., 2014, S. 13–14).
- Eine typische Form der Beziehungsaufnahme und somit der Abwehr der skizzierten Ängste ist der bulimische Modus im Umgang mit der therapeutischen Beziehung und auch mit Interventionen. Eine ganze Reihe von Patientinnen berichtet oft sturzflutartig, ohne Punkt und Komma, wartet immer wieder mit neuen Ereignissen oder „Sensationen" auf, ohne dass diese reflektiert werden können. Sie „erbrechen" gleichsam in den therapeutischen Raum hinein. Hierdurch wird eine zu nahe Beziehung vermieden. Die Therapeutin fühlt sich überrollt und geflutet. Oft stellen sich Gefühle der Verwirrung ein. Es ist unklar, welches der Themen aufgegriffen werden soll und kann. Die emotionale (und kognitive) Verarbeitungsstörung der Bulimie wird so in der Übertragung re-inszeniert. Gleichzeitig können Interventionen rasch und pseudoverständig aufgenommen werden, ohne dass sie wirklich „verstoffwechselt" werden. Immer neue Interventionen und Hinweise können so „gierig" erwartet werden, ohne dass sie Konsequenzen haben.

Re-Inszenierung der Verarbeitungsstörung in der Therapie

- Neben diesem eher impulsiven, hysterisch bzw. histrionisch anmutenden Modus kann die Beziehungsaufnahme auch eher kühl und sachlich erfolgen. Die Therapeutin wird auf diese Weise emotional auf Distanz gehalten. Empathie, geschweige denn emotionale Intimität, stellen sich kaum ein. Manche Bulimikerinnen wirken, manchmal im Kontrast zu ihrem forsch oder provozierend erscheinenden Äußeren, eher still und gehemmt. Sie schützen sich, indem sie nur minimale Mitteilungen machen, vermeiden es so, „Schwäche" zu zeigen.

Emotionale Distanz

Fallbeispiel: Melinda

Die 16-jährige Melinda sah mit schwarz gefärbten Haaren, angedeutetem Irokesen-Schnitt, einem mit Metallspitzen besetzten Lederhalsband, durchlöchertem Kapuzenpulli, Ketten an der schwarzen Jeans und an den hochgeschnürten schwarzen Boots eher wie ein „Punk" aus. Im auffälligen Kontrast dazu sprach sie längere Zeit sehr leise und nahm nur sehr verschämt Blickkontakt auf. Sie geriet immer wieder in tiefe Phasen von Traurigkeit und Verlorenheit, die sie mit Essanfällen und Erbrechen zu bekämpfen suchte. Niemand in ihrer Familie und in ihrem Freundeskreis sollte erfahren, wie es ihr ging. Nach einiger Zeit wurde eine intensive Identifizierung mit dem Vater deutlich, der ebenfalls keinerlei „Schwächen" zeigte, selber den Tod seines Vaters nicht beweint habe, Gefühle als „Gefühlsduselei" abtat. In seinen Augen wollte sie, im Gegensatz zu ihrem anscheinend weicheren Bruder, seine „starke Tochter" bleiben.

Die Abwehr von Abhängigkeit und Beschämung kann sich auch in Entwertungen der Therapeutin äußern. Einige Patientinnen beobachten ihre Behandlerinnen sehr genau, registrieren dabei Unsicherheiten und „Fehler", z. B. unsichere Formulierungen, den nicht aufgeräumten Schreibtisch oder bestimmte Gegenstände im Therapieraum.

Fallbeispiel: Imelda

Die 17-jährige Imelda bemerkte z. B. zu ihrer Therapeutin: „Sie spielen wohl noch gern mit Puppen. In ihrem Raum stehen ja so viele rum. Behandeln sie lieber kleine Kinder als Jugendliche?" Hier gab es einen unmittelbaren Bezug zu einer demütigenden Erfahrung ihrerseits, der sich erst später in der Behandlung aufblätterte. Durch eine Unachtsamkeit der sehr Ordnung liebenden Mutter, die immer wieder das Zimmer der Patientin „aufräumte", war ihre Lieblingspuppe von einem Regal gefallen und zerbrochen. Die Patientin hatte daraufhin zu weinen begonnen. Die Mutter war darüber hinweggegangen: „Stell dich nicht so an. Das ist doch bloß 'ne Puppe. Du hast doch noch zwei andere." Ein Wort des Bedauerns sei hier nicht gefallen. Die Patientin hatte sich wegen ihrer Tränen geschämt, zumal die Mutter dies beim Abendessen mit dem Vater und Geschwister noch einmal „zum Besten" gab, ohne dass sich jemand auf ihre Seite stellte.

Imelda war auf Facebook und Instagram äußerst präsent, bekam mit ihrem attraktiven Aussehen viele „Likes". „Ich habe viele Freunde. Ich rede auch immer mit sehr vielen. Ich bin viel unterwegs und auf

Partys. Da komme ich schnell ins Gespräch und gehe von einem zum anderen." Mit der Zeit wurde deutlich, dass sie es allein mit sich nicht aushielt, sich auch allein schlecht beschäftigen konnte. Trotz ihrer raschen Auffassungsgabe und entsprechend guter Schulleistungen brauchte sie immer wieder die Bestätigung durch „Kontakte", die allerdings an der Oberfläche blieben. Dies re-inszenierte sie in der Behandlung durch ihr bulimisches Mitteilungsverhalten.

Die Therapeutin hat die Aufgabe, die Übertragungs-Gegenübertragungs-Dynamik insbesondere auf die abgewehrten Aspekte hin sorgfältig zu analysieren. Gleichzeitig sind Übertragungsdeutungen in der Anfangsphase der Therapie oft überfordernd, da für das Erleben der Patientinnen oft zu viel direkte Beziehung und Unmittelbarkeit hergestellt wird. Erst mit der Bearbeitung der hierbei mitspielenden strukturellen Schwierigkeiten und der zentralen Konflikte, der Verbesserung der Affektwahrnehmung und -toleranz können diese Aspekte angemessen bearbeitet werden.

Sorgfältige Analyse der Übertragungs-Gegenübertragungs-Dynamik

Fallbeispiel: Evelyn – Kontextualisierung der Symptomatik in einem Beziehungs- und Loyalitätskonflikt

Die 17-jährige Evelyn besucht eine Berufsfachschule Sozialpädagogik. Sie lebt bei ihrer Mutter. Die Eltern sind geschieden. Sie hat Kontakt zu ihrem Vater. Sie war vor Beginn der Therapie zwei Jahre in einem Internat. Nachdem in der 14. Behandlungsstunde einleitend einige Fragen des Behandlungsrahmens wie weitere Termine und die Einleitung einer Ernährungsberatung besprochen wurden, werden nun die Essprotokolle und deren Auswertung durchgegangen. Nachdem alle Essprotokolle angeschaut und einige Hinweise zur Gestaltung des Essverhaltens und zum Essrhythmus gegeben worden sind, z. B. nicht zu lange Zeitabstände zwischen den Mahlzeiten, ausreichend Kohlenhydrate, nach Essanfällen und Erbrechen nicht fasten, eher Ausgleich in Bewegung suchen, wird gemeinsam mit der Therapeutin (Th.) ein Essprotokoll, auf dem zwei bis drei Essanfälle mit anschließendem Erbrechen vermerkt sind, intensiver angeschaut.

Th.: Schauen wir uns doch einmal diesen Tag an. Hier scheint es ja besonders heftig gewesen zu sein, du hast hier zwei oder drei Essanfälle gehabt, auch mehrfach erbrochen. Dieser Tag ragt ja aus der ganzen Woche ziemlich heraus. Ja, den sollten wir uns genauer anschauen. Was war da eigentlich? Wie lief das ab? Am Morgen und am Vormittag hattest du ja keinen Essanfall. Das fing so erst mittags nach der Mensa richtig an. Vorher warst du ja auch mit deinem Freund Andy zusammen.

Genaueres Anschauen der Umstände von Essanfällen

(Evelyn [E.] schweigt mehrere Minuten)

E.: Müssen wir uns das so genau ansehen? Äh, ich meine, äh, mir ist das, äh, ziemlich peinlich. Sehr unangenehm. Hier das noch mal so schwarz auf weiß zu zeigen. Es reicht doch eigentlich, wenn Sie auch darauf geguckt haben. Ich weiß ja, was da los war.

Th.: Ich kann mir schon vorstellen, dass dir das ziemlich unangenehm ist. Es ist sicher sehr schwer, noch einmal schwarz auf weiß zu sehen, was du am liebsten wieder schnell vergessen möchtest. Du siehst die Essanfälle und das Erbrechen sicherlich als großes Versagen an. Und jetzt schau ich auch noch drauf. Und wir sollen uns das Ganze auch noch intensiver ansehen. Das ist schwer. Ich denke aber, wir kommen nicht umhin, hier genau hinzusehen. Denn darum geht es ja, wie kommen diese Essanfälle zustande, was bewegt dich dabei, was versuchst du damit zu regulieren?

Ansprechen der Abwehr in der Beziehung

Etwas allgemeiner habe ich dir ja schon erläutert, dass Essanfälle und Erbrechen dazu dienen, etwas zu regeln, was man anders nicht regeln kann. Oft sind das schwierige Gefühle oder Spannungen, die mit Konflikten zusammenhängen, Konflikte mit anderen Menschen oder Konflikte, die man in sich selbst hat. Der Essanfall ist dann ein Weg, hier herauszukommen. Das hat sich bei dir ja offensichtlich über mehrere Jahre entwickelt. Also versuchen wir es, dort genauer hinzusehen. Ich sehe, am Morgen warst du mit deinem Freund Andy zusammen und dann warst du mit einigen Freundinnen und Freunden gemeinsam in der Schulmensa. Vorher hast du anscheinend noch eine Arbeitsgruppe gehabt?

Ermutigung zum genaueren Hinsehen

E.: Ja, ich war morgens mit Andy zusammen. Ich durfte bei ihm übernachten. Ich musste erst später in die Schule, Projektwoche, unsere AG fing erst später an. Wir haben gefrühstückt. Die Stimmung war allerdings nicht so super.

Th.: Wie war sie denn?

(Evelyn zögert)

E.: Na ja, ich habe etwas schlechte Laune gekriegt. Andy sieht es nicht so gerne, wenn ich mich so oft mit meinen anderen Freundinnen und Freunden treffe. Irgendwie ist da so eine Spannung. Er möchte am liebsten, dass wir alles zusammen machen und möglichst allein. Das geht natürlich nicht. Ich hab ja schließlich Schule und will mein Fachabi schaffen.

Th.: Und das gefällt dir nicht, was Andy will. Da hast du andere Interessen?

E.: Ja. Ich möchte auch Zeit für die Schule haben, möchte ja auch mit dem Abi vorankommen. Und dann möchte ich auch Kontakt zu meinen anderen Freundinnen und Freunden halten. Möchte mich nicht nur auf eine Person konzentrieren. Das wird mir schnell zu eng und zu ausschließlich.

Th.: Und das wünscht Andy, mehr mit dir zusammen zu sein. Ganz exklusiv sozusagen, unter Ausschluss der anderen.

Die Konfliktspannung wird deutlicher

E.: Ja, ich mag ihn ja sehr gerne und möchte auch, dass sich die Beziehung weiterentwickelt. So lange sind wir ja noch nicht zusammen, gerade drei Monate. Aber ich möchte auch den Kontakt zu den anderen nicht verlieren. Ich möchte eben beides. Mit Rita und Monika bin ich ja auch sehr vertraut. Und ich habe auch schlechte Erfahrungen mit meiner einen Mitbewohnerin im Internat.

Th.: Was war denn da mit der?

E.: Im Internat hatten wir Zweierzimmer. Das gehörte so zum Konzept. War anfangs etwas nervig. Zuhause hatten meine Geschwister und ich jeder ein Zimmer. Na gut. Wir haben uns angefreundet, Sonja und ich. Wir haben eigentlich über alles miteinander gesprochen. Dann hat Sonja ihren Freund kennengelernt, Oski, und dann war ich irgendwie abgeschrieben, alle anderen auch. Plötzlich war sie nur noch mit Oski zusammen. Ich stand dann ziemlich belämmert daneben und konnte sehen, wo ich bleibe. Das fand ich schon schlimm.

Th.: Das hat dich sehr enttäuscht, traurig gemacht und auch zornig.

Affekte werden deutlicher

E.: Ja, ich war sehr enttäuscht und traurig und ich ärgere mich auch über Sonja. Irgendwie ist das Verhältnis schlecht geworden. Man lebte so nebeneinander her. Sagt „Guten Tag“ und „Auf Wiedersehen“. Das war's dann aber auch. Eine Zeit lang waren wir sehr eng zusammen. Und ich hab' ihr sehr viel Persönliches erzählt, auch von meiner Familie. Sie mir auch. Jetzt bin ich abgeschrieben. Keine WhatsApp mehr, keine Mail, kein Anruf. Das nehme ich ihr schon ziemlich übel.

Th.: Und das willst du mit Andy und deinen Freundinnen und Freunden nicht wiederholen?

E.: Das finde ich ziemlich unmöglich. Ne, ich will das wirklich anders. Will mich da nicht so auf eine Person festlegen und alle anderen zählen nicht mehr. Das finde ich ziemlich mies.

Th.: Und Andy? Dem gefällt das nicht.

E.: Nee, er hat dann auch an dem Morgen rumgenörgelt. War etwas sauer. Dann zieht er sich auch immer in Schweigen zurück, redet nicht so richtig mit einem, wenn ihm etwas nicht passt. Das hat mich ziemlich unsicher gemacht. Aber ich wollte auch nicht nachgeben. Irgendwie dachte ich: Nee, so geht das nicht. Das hat mich ziemlich unter Druck gesetzt. Irgendwie habe ich auch Angst, dass er dann Abstand von mir nimmt. Aber dann denke ich wieder, das kann's doch nicht sein, dass es so ein Entweder – Oder ist.

Th.: Und mit dem Gefühl hast du dann versucht, für die Schule zu arbeiten und bist später zur AG und in die Mensa gegangen.

E.: Ja, und ich konnte mich nicht gut konzentrieren. Mein Teil für die Projektarbeit ist noch nicht fertig. Meine Gedanken schweifen immer ab. Ich war ziemlich unruhig.

Th.: Da hast du aber noch nicht angefangen zu essen.

E.: Nee, das konnte ich gerade noch so aushalten. Aber dann bin ich in die Mensa. Hab mich mit Rita, Moni und Gisèle getroffen. Haben uns ganz gut unterhalten, eigentlich, aber diese Anspannung blieb.

Th.: Und Andy war nicht dabei.

E.: Nein, der wollte irgendwie nicht. Der ist zu Hause geblieben. Wollte arbeiten.

Th.: Und wollte nicht zu euch dazukommen?

E.: Ja, genau, wollte er nicht.

Th.: Hmm. Und dann saßt du da mit den drei anderen und hast immer auch an Andy gedacht?

E.: Ja, hab' ich und ich hab' mir dann irgendwie mehr Beilagen geholt, als ich eigentlich wollte. Auch Nachtisch, Milchreis. Das mache ich sonst nie. Ohne dass ich das gemerkt habe, waren die weg. Hatte ich gegessen, ohne das zu merken.

Spannungsreduktion durch Essen

Th.: Und wie war dir dann?

(Evelyn zögert)

E.: Irgendwie hatte ich schon Magendrücken. Dann sind wir noch einen Kaffee trinken gegangen. Kaffee vertrage ich eigentlich nicht so gut. Und dann habe ich mich irgendwie blöd gefühlt. Ich bin dann nach Hause und habe mich dann übergeben.

Th.: Den Kaffee hattest du gar nicht aufgeschrieben.

E.: Nee, den hab ich ja auch nicht gegessen.

Ärger in der therapeutischen Beziehung deutet sich an

Hier wird Ärger der Patientin auf die Therapeutin manifest. Diese bemerkt dies, greift diesen Affekt allerdings nicht auf, um die auslösende Situation zunächst im Außen weiter zu klären.

Th.: Und, wie man auf dem Essprotokoll sieht, ging es dann mit dem Essen weiter.

E.: Ja, dann habe ich noch einiges dazu gegessen. Und dann habe ich mich so unwohl gefühlt. Dann habe ich wieder erbrochen, zweimal kurz nacheinander. Das finde ich ziemlich eklig, das Thema.

Th.: Erbrochen und dann?

E.: Dann war mir etwas leichter, aber auch nur etwas. Irgendwie fühlte ich mich ziemlich miserabel. Richtig beschissen, wenn ich es mal so sagen darf. Irgendwie war der Tag dann total daneben. Ich war weiter in dieser Spannung. Und dann habe ich noch mal gegessen, ohne Hunger zu haben, so unkontrolliert. Dann habe ich wieder erbrochen. Und dann noch mal. Erst abends bin ich da wieder rausgekommen. Ich hab' mich total geärgert, mich mies und elend gefühlt. Auch, dass ich mich davon so unterkriegen lasse. Dann war ich ja auf dem Laufband.

Th.: Gut, dass du dann etwas anderes machen konntest. Von dieser Stimmung, von dieser Anspannung lässt du dich, wie du sagst, unterkriegen. Die war dann nach dem dritten Erbrechen auch noch nicht so richtig weg?

E.: Nein, nicht so richtig. Ich war nur müde und zerschlagen.

Th.: Hmm. Und das wegen dieser Spannung. Du willst diese Beziehung zu Andy und willst die Beziehung zu deinen Freundinnen und Freunden. Du willst es nicht so machen wie Sonja.

Der Beziehungskonflikt wird noch einmal klar und konkret formuliert

E.: Ja, genau. So will ich es nicht machen, das finde ich einfach Scheiße. Später abends hat sich dann Andy bei mir gemeldet. Aber ich fühlte mich immer noch nicht gut. Hmm.

Th.: Also, der Versuch, mit dem Essen, so automatisch, so unbemerkt zunächst, die Anspannung zu lösen, die dich den ganzen Tag geplagt hat, aber auch den Ärger loszuwerden, den du auf Andy hast.

E.: Ja, genau, ich fühle mich da unter Druck gesetzt und das finde ich nicht in Ordnung. Das habe ich Andy später auch gesagt.

Th.: Und wie hat er reagiert?

E.: Er hat erst mal nichts gesagt. Das finde ich auch schlimm.

Th.: Geht es dir da zwischen Andy und Deinen Freundinnen und Freunden ähnlich wie es dir zwischen deinem Vater und natürlich seiner Partnerin einerseits und deiner Mutter und deinen Großeltern andererseits geht? Du willst Kontakt zu beiden halten. Aber der Mutter und den Großeltern passt das nicht, wenn du beim Vater warst. Die Großeltern reagieren mit abwertenden Bemerkungen. Der Großvater guckt böse und schweigt. Die Mutter zieht auch über den Vater her. Trotzdem hältst du Kontakt zu beiden, weil du es willst. Da ist ja auch so eine riesige Spannung da.

Der Familienkonflikt wird angesprochen

E.: So hab' ich das noch nicht gesehen, dass das so ähnlich ist. Irgendwie komme ich mit der Situation auch nicht so ganz zurecht.

Th.: Da fühlst du dich auch oft überfordert und vor allen Dingen ungerecht behandelt. Kinder in Scheidungsfamilien, auch erwachsene Kinder, wollen in der Regel Kontakt zu beiden Eltern. Sie ertragen es schlecht, wenn eine Partei gegen die andere auftritt und versucht, einen auf die eigene Seite zu ziehen. Das ist eine ganz schwierige Situation für Kinder. Wohl gemerkt: auch für erwachsene Kinder. Du versuchst, das zu lösen. Du lässt dich da nicht einschüchtern. Du hältst trotzdem Kontakt zum Vater, obwohl der Großvater böse guckt und die Mutter abwertende Bemerkungen macht. Manchmal kann so etwas einen ja innerlich fast zerreißen. Und du hältst das aus.

Gefühle von Überforderung und Ungerechtigkeit

E.: Ja, ich spreche in letzter Zeit sogar öfter mit meinem Vater und seiner neuen Partnerin als mit meiner Mutter.

Th.: Und das nehmen die dir übel. Diese Spannung hältst du auch aus. Neulich bei deiner Mutter hattest du ja auch einen ziemlich massiven Essanfall, wenn ich mich richtig erinnere.

E.: Ja, irgendwie war ich da total angespannt. Und gelöst hat es auch nicht wirklich etwas. Ich war bloß froh, dass es niemand gemerkt hat.

Der Zusammenhang der Essanfälle wird vertieft erlebbar

Th.: Ich muss sagen, ich finde es sehr gut, dass du es schaffst, Kontakt zu beiden Elternteilen zu halten, und dich da nicht einschüchtern lässt. Das ist sicher sehr schwer und ich kann mir vorstellen, dass du da sehr unter Druck gerätst. Es dir sicher auch manchmal Angst macht, wenn du vom Vater zu den Großeltern und zur Mutter ins Haus gehst.

E.: Ja, irgendwie habe ich dann Angst und vielleicht auch ein schlechtes Gewissen und das Gefühl, was kommt jetzt? Gibt es jetzt wieder Ärger? Das macht mir diese Sache schwer.

Die Behandlerin bestärkt die Patientin und spricht einen weiteren Affekt, die Angst an

Th.: Hast du schon einmal versucht, das anzusprechen? Bei den Großeltern und der Mutter?

E.: Nee, das traue ich mich irgendwie noch nicht, bei meinem Opa und meiner Oma jedenfalls. Bei meiner Mutter vielleicht schon eher.

Th.: Na ja, das ist ja auch nicht einfach, so ein heikles Thema anzusprechen, vor allen Dingen, wenn du fürchten musst, dass du gar keine Reaktion oder Antwort bekommst.

E.: Genau. Oder dass die Stimmung ganz schlecht wird. Für lange.

Th.: Und Andy reagiert auch, indem er nichts sagt. Ähnlich wie der Großvater?

E.: Ja, so in der Tendenz.

Die schwierige Situation der Patientin und ihre Stärke werden angesprochen

Th.: Dann musst du ja an zwei Orten und in zwei sehr wichtigen Beziehungen denselben Konflikt aushalten. Du willst Kontakt zu zwei Seiten halten und dich nicht für eine Seite entscheiden müssen. Dass du das überhaupt kannst und den Druck doch so aushältst, und das bei den Eltern und Großeltern auch schon so lange Zeit, das ist ja schon eine Stärke, die du hast.

E.: Ja, so habe ich das nicht gesehen (wird dabei rot). Ist mir fast peinlich.

Th.: Wenn ich so etwas Positives sage?

E.: Ja.

Th.: Also, es ist doch heute deutlicher geworden, in welchen Spannungen du steckst und wie das Essen und das Erbrechen automatisch eingesetzt werden, um diese Spannung irgendwie loszuwerden. Das klappt dann nicht so, wie gewünscht; aber es ist der Versuch, damit fertig zu werden. Es wäre gut, wenn wir mittelfristig dahin kämen, dass du die Spannung auch anders aushalten kannst. Aber das ist erfahrungsgemäß ein längerer Weg.

Auf jeden Fall hast du es ja auch heute hier so ausgehalten, auf dieses schwierige Essprotokoll zu schauen und darüber zu sprechen. Ich denke, auch das ist eine Stärke von dir, dass du da nicht ausgewichen bist und versucht hast, das Ganze irgendwie zu umschiffen. Das ist doch eine gute Basis, weiterzumachen.

Vor allem das genaue Hinsehen ist wichtig. Erst wenn man etwas verstanden hat, kann man es auch dauerhaft verändern. Und da sind wir jetzt ein Stück auf den Weg gekommen.

Es ist sehr sichtbar, dass es Evelyn unangenehm ist, bestätigt zu werden. Dies scheint eine sehr neue Erfahrung für sie zu sein. Sie erwartet eigentlich eher Kritik und Drängen. Gleichzeitig werden ihre Ich-Stärken („Ressourcen“) angesprochen und hervorgehoben als Gegengewicht zu der automatisierten Tendenz, die Symptomhandlung einzusetzen und sich zu entwerten.

4.10.5 Struktur

4.10.5.1 Differenzierung der Affektwahrnehmung und des Affekterlebens

Bulimische Patientinnen haben in ihren Ursprungsfamilien häufig die Erfahrung geringer affektiver Resonanz und Validierung ihrer Gefühle gemacht (vgl. auch Reich, 2020). Dies betrifft insbesondere die „weicheren" Gefühle, also ihre Bedürfnisse nach Trost, Zuwendung, Anerkennung und emotionalem Gehalten-Werden. Wie bereits skizziert, gelten diese Gefühle, insbesondere aus der depressiven und ängstlichen Reihe, als „Schwäche". Die Wahrnehmung und das Erleben eigener Gefühle sind bei an BN Erkrankten oft ebenso eingeschränkt wie das Verstehen der Gefühle des Gegenübers. Sie neigen zu Globalisierungen und polarisierter Wahrnehmung von Affekten. Zu Beginn von Behandlungen wird z.B. geschildert, dass es ihnen vor den Essanfällen „schlecht" gegangen sei, dass sie „angespannt" gewesen seien, ohne dies näher beschreiben zu können, oder dass sie Hunger hatten. Diese undifferenzierte Affektwahrnehmung behindert das Erleben von intrapsychischen und intrapersonellen Konflikten und deren Durcharbeiten. Auch können durch Kränkungen ausgelöste negative Affekte die Entdifferenzierung von Gefühlen fördern.

Förderung des affektiven Erlebens

Eine zentrale Aufgabe der Behandlung ist es daher, von Anfang an die Affektwahrnehmung, Affektdifferenzierung, Affekttoleranz sowie das affektive Erleben insgesamt zu fördern. Interventionen sind hier:

Differenzierung und Alternativen

Interventionsbeispiele: Klärung und Differenzierung

„Du sagtest eben, dass es dir vor den Essanfällen gestern schlecht gegangen sei. Kannst du etwas näher beschreiben, wie sich das anfühlte?"

„Du erzähltest eben, dass du vorhin angespannt gewesen bist und so etwas wie Aggression gespürt hast. Kannst du es etwas näher beschreiben, warst du gereizt, warst du ärgerlich, warst du wütend, warst du zornig, oder war es noch ein anderes Gefühl?"

Interventionsbeispiele: Eigene Wahrnehmungen als Möglichkeiten mit Alternativen anbieten

„Wenn ich mich so in deine Situation hineinversetze, dass du in der Schulklasse von zwei Mitschülern angepöbelt wurdest, hätte ich unter Umständen auch ein ängstliches Gefühl, wieder den Raum zu betreten, weil ich nicht wüsste, was mich da erwartet. Ich habe mich gefragt, ob du das ähnlich empfunden hast. Man könnte ja auch denken, dass sich in so einer Situation in einem Trotz regt, in dem Sinne ‚jetzt erst recht', und dass man ziemlich zornig auf die Leute zugeht, um sich keine Blöße zu geben. Es gibt sicher auch noch andere Möglichkeiten, mich interessiert, wie es dir genau ergangen ist."

Mit dem Anbieten von Differenzierungsmöglichkeiten und den Reaktionen der Patientin darauf sollten auch deren Wahrnehmungen und eigene Emotionen validiert werden. Allmählich können so auch „schwierige" Gefühle wahrgenommen und mitgeteilt werden. Dies ist eine wesentliche Basis für weitere Interventionen.

4.10.5.2 Regulierung von Spannungszuständen

An BN Erkrankte erleben Spannungen oft als sehr heftig und überwältigend. Entsprechend sollen sie schnell gelöst werden. Da in den Ursprungsfamilien „gesunde", Ich-stärkende, kreative Formen der Spannungsbewältigung („Regressionen im Dienste des Ich") nicht praktiziert wurden, u. U. Substanzmissbrauch zur Affektregulierung eingesetzt wurde und das Erleben weicher Affekte mit Abhängigkeits- und Auslieferungsangst sowie schamverbunden war, sind Spannungszustände und die darauffolgenden Handlungsimpulse ebenfalls sorgfältig zu explorieren:

- Welche Situationen und Affekte lösen Spannungen aus?
- Was wird als beschämend erlebt?
- Wo wird Abhängigkeit oder Auslieferung befürchtet?

Interventionsbeispiele

„Du berichtetest gerade, dass du sehr enttäuscht warst, dass deine Freundin Silke die Verabredung abgesagt hat. Schildere doch genauer, wie das geschehen ist und was du dabei empfunden hast?"

„Ich kann nachvollziehen, dass du dich da sehr verletzt gefühlt hast, irgendwie stehen gelassen, und dann hast du überlegt, ob du eventuell etwas falsch gemacht haben könntest, Silke irgendwie verärgert haben könntest. Gleichzeitig hast du beschrieben, dass du dich irgendwie von Silke abhängig gefühlt hast. Ich kann mir vorstellen, dass auch dieses Gefühl eventuell deinen Stolz verletzt hat und es dir insgesamt peinlich ist, diese Situation überhaupt zu berichten, weil du denkst, so etwas sollte dir eigentlich nichts ausmachen. Ich finde es nicht ungewöhnlich, dass jemand in einer solchen Situation verletzt reagiert. Ich finde es auch nicht ungewöhnlich, dass man eine solche Situation jemand Außenstehendem nur ungern berichtet. Gleichzeitig habe ich mich gefragt, was dir hätte helfen können, die Anspannung, die dann hochkam, erträglicher zu machen. In einem unserer Gespräche hattest du berichtet, dass du früher mal gern gemalt hast. So etwas kann durchaus helfen, mit unangenehmen Gefühlen besser fertig zu werden. Ich weiß nicht, wie du dazu stehst, vielleicht hast du ja auch noch andere Ideen."

Was könnte helfen?

Die Frage, was helfen könnte, die Spannung erträglicher zu machen, ist, wie im Folgenden noch weiter ausgeführt wird, ganz wesentlich, da hier allmählich Alternativen zu den Essanfällen aufgebaut und die strukturellen Fähigkeiten gestärkt werden.

4.10.5.3 Impulskontrolle

Bulimie als Handlungssymptom ist neben der Regulierungsstörung auch mit einer Störung der Impulskontrolle verbunden. Spannungen lösen einen unmittelbaren Handlungsdruck aus. Die Regulierung von Spannungen und die Affektabwehr durch Handlungen muss daher immer wieder untersucht werden:

- Welche Spannungen lösen Handlungsdruck aus?
- Wie sieht der Handlungsdruck konkret aus?
- Was ist das Ziel der Handlung?

Interventionsbeispiel

Therapeutin: „Als du von Silke versetzt wurdest, fühltest du dich verletzt, abhängig und beschämt. Du hättest die Situation am liebsten weggemacht, so habe ich das verstanden. Wie hättest du es am liebsten gemacht?"

Patientin: „Ich hätte Silke am liebsten einige Takte per WhatsApp erzählt, sie richtig beschimpft, genauer gesagt, wie gemein und hinterhältig sie ist, mich so sitzen zu lassen. Ich hätte das gern auch allen anderen aus der Gruppe mitgeteilt. Ich habe es dann aber nicht gemacht."

Therapeutin: „Sondern ...?"

Patientin: „Na ja eben, als meine Eltern dann abends bei ihrer Einladung waren, habe ich angefangen zu fressen, bis mir der Bauch weh tat, und mich dann übergeben. Ich wollte, dass die Gefühle alle weg sind. Trotzdem fühlte ich mich danach unwohl. Irgendwie war das auch eine Niederlage."

Im Weiteren ist zu klären, was helfen könnte, die habituelle Handlung, in diesem Fall das Zuvielessen und das Erbrechen, aufzuschieben, und was evtl. helfen könnte, im weiteren Verlauf auf die Handlung ganz zu verzichten. Die Frage ist dabei, ob es alternative Handlungsmöglichkeiten gibt, die den Übergang von der Symptomhandlung zum inneren Erleben erleichtern.

In ihren Familien wurden die Patientinnen in dieser Hinsicht oft allein gelassen. Eine sehr „abstinente" Haltung von Therapeutinnen („Ich deute dir den Konflikt, auf alles Weitere musst du dann schon selber kommen") wiederholt hier die vernachlässigenden Erfahrungen und bestätigt die Patientin darin, dass es besser ist, diese Situationen nicht mitzuteilen. In stationären Behandlungen werden hier oft die „komplementären" Therapien, also Gestaltungstherapie, Musiktherapie, Körpertherapie eingesetzt, um sich den Spannungen und dem Behandlungsdruck sublimiert handelnd an-

Zu ausgeprägte „Abstinenz" kann vernachlässigende Erfahrungen wiederholen

zunähern und andere Verarbeitungsformen zu finden. Auch die ambulante Therapie muss hier „Brücken" bauen. Mit der Patientin ist gemeinsam zu überlegen, was hier helfen könnte. Im oben skizzierten Fall war es tatsächlich das Malen. Manche Patientinnen entwerten diese Möglichkeit, weil sie die Erfahrung machen, dass die Handlungsalternativen sie nicht vor dem Essanfall bewahren. Dieser wird eben „nur aufgeschoben". Hier ist zu verdeutlichen, dass ein Verzicht auf Essanfälle und Erbrechen nur schrittweise zu erreichen ist und dass dieser Aufschub schon ein Gewinn ist. Oft spielen hier perfektionistische Ansprüche eine Rolle, die ebenfalls weiter zu explorieren sind. Zudem ist im Weiteren zu explorieren, wann, mit welchen Gedanken, Gefühlen und Fantasien begleitet, der Versuch des Aufschubs „kippt". Hier können selbstentwertende Gedanken und Gefühle eine Rolle spielen. Oder die Spannung kann aus anderen Gründen als unerträglich empfunden werden.

Perfektionistische Ansprüche

4.10.5.4 Selbst- und Objektwahrnehmung

Die Selbstwahrnehmung von an BN Erkrankten ist oft entwertend. Selbstwertkonflikte sind häufig zu finden. Einem hohen Anspruch an Stärke und Perfektion steht ein erlebtes defektes, schwaches, bulimisches Selbst gegenüber. Die Schamschwelle ist dementsprechend niedrig. Dieses Erleben wird oft wieder überspielt durch Verkehrung ins Gegenteil, vor allem durch die Wendung vom Passiven ins Aktive. Durch gesteigerte Aktivität will die Patientin zeigen, dass sie nicht schwach oder ausgeliefert ist. Pseudostärke soll Unabhängigkeit demonstrieren, auch das Betonen der (Pseudo-)Autonomie. Diese kann durchaus in „Rotzigkeit" übergehen.

Entwertende Selbstwahrnehmung

Fallbeispiel: Veronika

Veronika, 17, Auszubildende: „Mein Chef kann mich mal. Ich werde das Schreiben nicht so korrigieren, wie er es verlangt. Es ist mir egal, was er dann tun wird, und wenn ich mich selbst reinreite. Meine Kolleginnen haben mich schon gewarnt. Ich bin ja nur Azubi. Ich soll mich doch zurückhalten. Mein Abschlusszeugnis an dieser Schule habe ich mir auf diese Weise auch schon verdorben. Aber ich lasse mich nicht unterdrücken ... Womit will der mir denn kommen?"

Es gestaltete sich als schwierig, diese Situation schrittweise aufzuklären. Die Patientin fühlte sich durch einige Hinweise und Vorschläge des Chefs extrem bevormundet. Sie war davon überzeugt, dass er ihr „eins auswischen" wollte. Hinter ihrem Trotz verbargen sich massive Selbstwertzweifel. Erst allmählich, nach einer Reihe von Stunden, konnte geklärt werden, dass einige Anmerkungen des Chefs durchaus ihre Berechtigung gehabt haben könnten.

Bezüglich der Selbst- und Objektwahrnehmung sind die Verzerrungen zunächst schrittweise aufzuklären:
- An welchen Maßstäben misst sich die Patientin?
- Wie sind diese konkret zu formulieren?
- Wie kommen ihre Bewertungen zustande?
- Wie haben sie sich entwickelt?

Projizierte Erwartungen

Bulimische Patientinnen richten sich sehr oft an den Erwartungen bzw. vermeintlichen Erwartungen anderer aus. Dabei projizieren sie eigene Über-Ich- und Ich-Ideal-Anteile. Sie können zu starken Idealisierungen neigen, die wiederum zu raschen und heftigen Enttäuschungen am Gegenüber mit entsprechenden Entwertungen oder Rückzug aus dem Kontakt führen.

Hier sind u.a. folgende Aspekte zu klären:
- Welche Erwartungen werden dem Gegenüber zugeschrieben?
- Woran macht die Patientin diese Zuschreibungen fest?
- Gibt es andere Möglichkeiten?
- Welche eigenen Wünsche, Gefühle und Positionen bestehen in Bezug auf diese Erwartungen?
- Wie wird dem Gegenüber Urteilsmacht zugesprochen?
- Sind die Erwartungen an das Gegenüber angemessen?
- Was führt zu Enttäuschungen?
- Wie wird Enttäuschung und evtl. Enttäuschungswut verarbeitet?
- Wie wird auch hier Beschämung verarbeitet?

Nur die konkrete Exploration führt zu einem besseren Verständnis der hierbei wirksamen Vorgänge und zu einer Korrektur.

Bei der o.g. Patientin Veronika war es so, dass sie eigentlich von ihrem Chef gelobt werden wollte. Sie hatte sich mit ihrem Schreiben eigentlich besonders angestrengt. Da sie aber mit der Materie nicht vertraut war und sich in der Schule lange Zeit geweigert hatte, Interpunktionsregeln zu lernen, gab es eben Kritik. Sie überschätzte sich selbst, entsprechend ihren hohen Erwartungen, und hatte gleichzeitig erhöhte Erwartungen an den Chef. Im Hintergrund spielte der massive ödipale Wunsch, dem Vater zu gefallen, bei gleichzeitigem Versuch, sich diesem nicht anzupassen, eine wichtige Rolle.

4.10.5.5 Realitätsprüfung

Entsprechend ihren perfektionistischen Ansprüchen haben BN-Patientinnen nicht selten überzogene unrealistische Erwartungen an ihre eigenen Fähigkeiten. Äußere Anforderungen werden u.U. unterschätzt, reale Schwierigkeiten heruntergespielt und bagatellisiert. Die Verleugnung von wichtigen Aspekten der äußeren Realität kann mit dem Vermeiden der äußeren Realität einhergehen. Nicht selten haben die Betroffenen auch Arbeitsstörungen und neigen zur Prokrastination, weil sie Ansprüche und Realität nicht zusammenbringen. In der Therapie sollten die Erwartungen der Patientinnen an sich selbst und ihre Einschätzungen der äußeren Anforderungen infrage gestellt werden.

Verzerrte Realitätsprüfung

Fallbeispiel: Beza

Beza hatte bei ihrer Facharbeit, die sie im Jahr vor dem Abitur zu schreiben hatte, den Anspruch, „sofort alles zu verstehen“. Zunehmend ungeduldig und enttäuscht bemerkte sie, dass sie sich mit dem Thema nicht so gut auskannte, wie sie eigentlich dachte, dass sie bei den zum Teil englischen Texten Vokabeln nicht verstand, diese nachschlagen musste und auch einige Sachverhalte nicht auf Anhieb begriff. Hierüber war sie tief enttäuscht. Bisher habe sie immer alles „auf Anhieb verstanden“. Hier kam sie nun an eine Grenze. Sie fing an, herumzutrödeln, sich stundenlang YouTube-Videos anzuschauen, verstärkt Sport zu machen und reagierte mit erneuten Essanfällen sowie anschließendem Erbrechen. Sich mit den Anforderungen „kleinschrittig“ auseinanderzusetzen, die Erarbeitung des Themas Schritt für Schritt zu planen, kränke sie tief. Gegenüber ihrer Behandlerin reagierte sie in dieser Zeit oft gereizt bis aggressiv, hüllte sich teilweise in Schweigen und war schwer erreichbar. Empathische Äußerungen der Behandlerin erlebte sie teilweise als kränkend: „In Ihren Augen habe ich es anscheinend nötig, dass ich viel Verständnis bei Ihnen finde“. Behandlerin: „Das scheint Dich noch einmal zu verletzen, dass ich Deine Schwierigkeit verstehe und auch Deine Enttäuschung über Dich selbst. Am liebsten würdest Du Dich jetzt ganz unsichtbar machen, bis die Schwierigkeit überwunden ist und du die Arbeit abgegeben hast. Dann wäre wieder alles gut. Ich finde es sehr mutig, dass Du mir zeigen konntest, wie schwierig das alles für Dich ist. Auch wenn jetzt zwischen uns eine Spannung da ist.“

Beachte

Mit dem Aufzeigen der Verleugnung und des Vermeidens wird die Bearbeitung der Scham und des Defekterlebens ein ständiger Begleiter in der Therapie. Auch hier verbinden sich der strukturelle Aspekt, der Beziehungs- und der intrapsychische Konfliktanteil.

4.10.5.6 Abwehr

Die Globalisierung und Entdifferenzierung in der Wahrnehmung und im Erleben von Situationen, Gefühlen, Gedanken und Grundfantasien wurde bereits erwähnt. Bulimische Patientinnen benutzen oft die Adjektive „immer", „nie", „alle". Dies trägt zur Überflutung mit unangenehmen negativen Affekten und entsprechenden Spannungen bei. Wie bereits ausgeführt, finden zudem wesentliche Abwehroperationen durch Handeln statt. Die Patientinnen stürzen sich oft in Aktivitäten, um nicht „zur Besinnung" kommen und Gefühle von Depression, Leere, Langeweile, Angst, Scham oder Schuld spüren zu müssen. Das Handlungssymptom ist oft eine Abwehr oder ein Bewältigungsversuch von Gefühlen der Unzulänglichkeit. Die bulimische Impulshandlung selbst führt dazu, dass Affekte und das innere Erleben insgesamt blockiert werden. Dies lässt die Patientinnen innerlich in ihrer Erlebensfähigkeit und emotionalen Resonanz erstarren. In Phasen intensiver Affektblockierung prallen Bemühungen der Beziehungsaufnahme an den Patientinnen ab.

Abwehr durch Handeln und durch Affektblockierung

So hatte bei der o.g. Patientin Beza die Behandlerin in der skizzierten Therapiephase immer wieder das Gefühl, an einer Mauer abzuprallen.

Die völlige Blockierung von Affekten kann auch ein Anzeichen für eine drohende Überflutung mit traumatischen Gefühlen und Erinnerungen sein. Durch einen sicheren Rahmen und taktvolles Ansprechen möglicher Zusammenhänge kommen diese in der Regel in die Bearbeitung. Die taktvolle Abwehranalyse fördert die Strukturbildung. Insofern ist sie ein wichtiger Bestandteil der Arbeit mit bulimischen Patientinnen. Auch der bereits oben skizzierte bulimische Umgang mit der therapeutischen Situation und mit Interventionen kann als eine Form der Abwehr gesehen werden. Wenn hier sturzflutartig mitgeteilt wird, kann allein schon wegen der Menge des Mitgeteilten eine sinnvolle Bearbeitung kaum noch stattfinden. Auf der anderen Seite „schlucken" die Patientinnen rasch Interventionen, ohne diese „zu verdauen", warten evtl. begierig auf das, was die Behandlerin als nächstes zu sagen hat. Hier ist immer wieder ein aktives Unterbrechen, im Sinne des „stop and rewind" der mentalisierungsbasierten Psychotherapie (Skaderud & Fonagy, 2015) indiziert: „Du hast sehr viel Wichtiges erzählt. Wir können in einer Stunde leider nicht alles entwirren, was du berichtet hast. Wir sollten uns auf eine Situation konzentrieren. Die anderen Erlebnisse können wir in den folgenden Stunden besprechen. Also gehen wir noch einmal zurück zu dem Punkt, an dem du ... berichtet hast ...".

Taktvolle Abwehranalyse

„Stop and rewind"

Auf diese Weise wird der Prozess verlangsamt, „entschleunigt". Dieses fördert das „Verdauen". Hierzu kann auch explizit aufgefordert werden: „Du nimmst das, was ich sage, jetzt sehr schnell für dich an. Ich finde es allerdings günstiger, wenn du noch einmal überlegst, ob das wirklich zu dir passt, ob es dir und deinen Gefühlen/Gedanken/Ideen/Erfahrungen entspricht. ... Wir sollten nächste Stunde noch einmal darauf zurückkommen."

4.10.5.7 Unsicherheit bezüglich der Grenzen

Pseudo-Autonomie und Psychophobie (vgl. hierzu Abschnitt 4.10.6.2) gehen oft mit einer Unsicherheit bezüglich der Grenzen einher. Die Patientinnen grenzen sich einerseits rigide gegen andere Personen ab, die als eindringende, kontrollierende, abhängig machende und verachtende Objekte wahrgenommen werden. Auf der anderen Seite haben sie oft ein Problem, adäquate Grenzen zu anderen zu ziehen, sich nicht ausbeuten oder überfordern zu lassen.

4.10.5.8 Über-Ich und Ich-Ideal

Widersprüchliche Über-Ich- und Ich-Ideal-Anforderungen

An BN Erkrankte haben hohe Ansprüche und entsprechende Normen bezüglich Perfektion, Stärke, Selbstsicherheit, des äußeren Erscheinungsbildes und der Attraktivität. Diese Ansprüche „beißen" sich oft mit der Realität, z. B. mit der Impulsivität der Patientinnen oder Affekten, die „Schwäche" anzeigen: Anlehnungsbedürftigkeit, Unsicherheit, Traurigkeit, Angst. Sie stehen auch im Gegensatz zur niedrigen Schamschwelle. In den Familien herrscht, wie bereits erwähnt, oft eine „doppelte Realität" (Reich, 2008a), wobei schambesetzte Aspekte der Familienrealität dem Familiengeheimnis unterliegen.

Wichtig sind hier folgende Schritte:
- Welche Ansprüche hat die Patientin an sich?
- Wie haben sich diese Ansprüche entwickelt?
- Wie wurde in den Familien mit dem Gegensatz zwischen Anspruch und Wirklichkeit, der „doppelten Realität", umgegangen? Wichtig ist hierbei, aufzuzeigen, dass die Patientin auch in ihrer Symptomatik eine doppelte Realität lebt. Nach außen möchte sie sich pseudo-autonom, selbstsicher, kompetent, handlungsfähig und perfekt zeigen. Auf der anderen Seite steht das Geheimnis der BN, das vor der Außenwelt verborgen wird.

4.10.5.9 Störung von Körperbezug und Körperwahrnehmung

Auf die massiven Körperbildstörungen bei Essgestörten hat bereits Hilde Bruch frühzeitig hingewiesen. Durch die Entwicklung der mentalisierungsbasierten Therapie und der Anwendung dieser Ansätze auf Essstörungen (Skaderud & Fonagy, 2015) können wir hier einige Aspekte genauer erfassen, die wir in unserem Manual bereits genannt und in den Supervisionen ausführlich besprochen haben.

Perzeptive, kognitive, affektive und Verhaltenskomponente

Die Störungen des Körperbildes haben eine perzeptive, kognitive, affektive und Verhaltenskomponente. Eine exzessive Form der Körperkontrolle ist für Essgestörte charakteristisch (vgl. Abschnitt 1.7.1). Diese soll sicherstellen, dass „alles in Ordnung ist". Wir haben es hier mit einem Zusammenspiel von „Hypo-Embodiment" und „Hyper-Embodiment" zu tun. Einige Körperwahrnehmungen, z. B. der Hüftumfang oder die Oberschenkel, werden extrem fokussiert und übertrieben stark wahrgenommen, andere Körpersignale, z. B. Sodbrennen nach Erbrechen, Schmerzen in den Zähnen wegen Schädigungen des Zahnschmelzes, Hungergefühle wegen restriktiven Essens während des Tages, werden ignoriert.

Körper und Selbst gleichgesetzt

Aus Sicht der mentalisierungsbasierten Therapie kann man sagen, dass die Patientinnen im „Äquivalenzmodus", im „Als-ob-Modus" sowie im „teleologischen Modus" funktionieren. Der Körper wird mit dem Selbst gleichgesetzt. Das äußere Erscheinungsbild entspricht dem Inneren der Patientin. „Wenn ich schlank bin, bin ich kontrolliert und intelligent, anderen überlegen, zeige Kompetenz und kann mich sehen lassen ...". Psychodynamisch kann man hier von einer Pars-pro-toto-Abwehr sprechen. Der Teil steht für das Ganze. Der Körper als Teil der Person steht für das ganze Selbst. Man kann hier auch von einer regressiven Konkretisierung (Wurmser, 1990) sprechen. Das Gefühl von Makel und Defekt kann am Körper festgemacht werden und wird so handhabbar.

Als-ob-Modus

Gleichzeitig funktionieren die Patientinnen im Als-ob-Modus. Innere und äußere Realität werden entkoppelt. Hier spielen die Abwehrmechanismen der Dissoziation und der Isolierung eine Rolle. Zum Beispiel wird häufiges Erbrechen nicht als bedrohlich erlebt. Der daraufhin auftretende Elektrolytmangel mit evtl. kardiologischen Folgen wird heruntergespielt. Physiologische Folgen von Mangelernährung, z. B. Haarausfall, werden fehlinterpretiert, z. B. als Zeichen von „Entgiftung". Zudem finden wir bei Essgestörten oft eine elaborierte Reflexion über Nahrung, Nahrungsbestandteile, Essen, Essstörung und deren Zusammenhänge ohne affektive Beteiligung. Die Patientinnen sind von diesen Reflexionen nicht wirklich betroffen. Auch aus diesem Grunde sollte man in der Anfangsphase der Bulimiebehandlung mit Deutungen vorsichtig sein. Diese werden oft intellektualisierend aufgenommen, manchmal auch wiederholt, bleiben aber ohne Konsequenzen für das Gefühlserleben und das Verhalten der Patientin: „Ich weiß schon, dass ich einen Autonomie-Abhängigkeits-Konflikt habe. Das hat man mir schon in den Kliniken gesagt." Das Etikett „Autonomie-Abhängigkeits-Konflikt" war für diese Patientin völlig bedeutungslos.

Im teleologischen Modus schließlich gilt das als real, was sichtbar ist: „Wenn ich schlank bin, bin ich etwas wert (das kann man ja sehen)." „Ich bin nur sicher, wenn ich unter 61 kg wiege."

Teleologischer Modus

In all diesen Aspekten ist das Bedürfnis der Patientin nach Sicherheit zu validieren. Zudem sollte in Frage gestellt werden, dass nur Physisches und im Äußeren Beobachtbares als real und bedeutsam erlebt werden. Auf der anderen Seite wird das Sich-„Dick"-Fühlen mit dem „Dick-Sein" gleichgesetzt. Hier „helfen nichtwissende Neugier, Erstaunen bezüglich der festen Verknüpfung sowie die eigene als subjektiv gekennzeichnete Sicht gegenüber der Sicht der Patientin, sich von diesem Modus zu distanzieren" (Reich, 2020, S. 124). Die Exploration der Körperwahrnehmung und der Körperkontrolle bedarf der besonderen Sorgfalt. Misserfolge, Versagensgefühle, der Eindruck, abgelehnt zu werden, wirken sich oft direkt auf die Wahrnehmung des eigenen Körpers aus. Dieser wird dann abgewertet, als hässlich und unförmig erlebt. Die negative Körperwahrnehmung wiederum beeinträchtigt das Selbstwertgefühl und das Gefühl des Angenommen-Seins. Der Teufelskreis aus Unzulänglichkeitsgefühlen, Besorgnis um die Figur, restriktivem Essverhalten, Essanfällen, Gegensteuerung und verstärkten Unzulänglichkeitsgefühlen setzt sich fort. Durch die Kontextualisierung dieses Erlebens werden „Hyper-Embodiment" und „Hypo-Embodiment" allmählich relativiert.

Es empfiehlt sich, anknüpfend an die störungsorientierte biografische Anamnese folgende Aspekte genauer zu explorieren:
- Wie geschieht das Kontrollieren bzw. Betrachten des eigenen Körpers? Durch Anschauen im Spiegel? Durch bestimmte enge Kleidungsstücke? Durch Betasten?
- Welche Körperteile werden besonders fokussiert?
- Was wird hier wahrgenommen?
- Wie wird das Wahrgenommene interpretiert?
- Was wird gesehen?
- Wofür ist dies ein Zeichen?

Zunahme der Körperkontrolle und negativen Körperbewertung bei psychischen Spannungen

Von BN Betroffene fokussieren in der Regel auf negative Aspekte. Bei psychischen Spannungen nehmen die körperliche Kontrolle und die negative Körperbewertung in der Regel zu.
- Wann begann das Gefühl des Unwohlseins im eigenen Körper bzw. das Fokussieren auf als unzulänglich wahrgenommene Körperteile?
- Welche Erfahrungen trugen dazu bei?

Ein weiterer Aspekt ist der Vergleich mit anderen, sei es mit realen Personen oder mit Abbildungen in Medien:
- Mit welchen Personen bzw. Abbildungen vergleicht sich die Patientin?
- Worauf wird geachtet?
- Welche Schlüsse zieht sie aus dem Vergleich?

Völlegefühl

Durch die Veränderung des Essverhaltens, aber auch durch innere Anspannungen kann bei den Patientinnen ein „Völlegefühl" hervorgerufen werden. Dieses Völlegefühl ist nach normalen Mahlzeiten kein Anzeichen für Zu-viel-Essen. Es ist eine Körpermissempfindung und, wenn sie länger anhält, eine Befindlichkeitsstörung. Auch das Völlegefühl ist als Resultat einer Verschiebung bzw. regressiven Konkretisierung zu verstehen und muss entsprechend kontextualisiert werden:

- Wie und wo am Körper tritt es auf?
- In welchen Situationen tritt es auf?
- Mit welchen Gefühlen, Gedanken, Vorstellungen und Fantasien ist es verbunden?
- Welche Schlüsse werden hieraus gezogen?

Die verschiedenen Aspekte des gestörten Körpererlebens sind immer wieder durchzuarbeiten. Sie gehören zu den hartnäckigsten Symptomen einer bulimischen Essstörung.

4.10.5.10 Gegengewichte schaffen: Die Bedeutung anderer Lebensbereiche

Bei von Bulimie Betroffenen tritt die Bedeutung anderer Lebensbereiche hinter der Beschäftigung mit Essen, Gegensteuerung, Figur und Aussehen deutlich zurück. In manchen schweren Fällen wird die Essstörung fast zum Lebensinhalt, evtl. spielen noch Schule und Ausbildung eine gewisse Rolle. Von daher sind die Möglichkeiten der Patientinnen, andere Lebensbereiche zu entwickeln, ebenfalls zu explorieren. Gesunde Bereiche, in denen das Ich der Patientin funktionieren kann, stärken die Struktur insgesamt. Oft werden auch diese Bereiche unter dem Perfektionismus- und Leistungsanspruch erlebt, was dann zu Vermeidungsverhalten, Angst, auch hier zu „versagen“, und Entwertung der Bedeutung dieser Bereiche führt. Die allmähliche Entwicklung von kontemplativeren, mit Essanfällen nicht zu vereinbarenden Bereichen, sei es in der Beschäftigung allein oder in der direkten Beschäftigung mit anderen Personen, ist daher ein weiterer wesentlicher Aspekt der psychodynamischen Behandlung dieser Störung.

Essstörung als Lebensinhalt

Stärkung gesunder Bereiche

4.10.6 Konflikt

Erst auf einer gesicherten strukturellen Basis können wesentliche Konflikte fokussiert so durchgearbeitet werden, dass sie zu emotional bedeutsamen Einsichten und entsprechenden Veränderungen führen. Wesentliche Aspekte hierbei sind:

- Herausarbeiten der zentralen Angst,
- Bearbeitung der Angst vor dem inneren Erleben,
- Erleben der als defizitär empfundenen Selbstanteile und deren allmähliche Integration.

4.10.6.1 Herausarbeiten der zentralen Angst

Diese besteht, wie schon ausgeführt, im Kern darin, als nicht liebens- und achtenswert stehengelassen, verachtet und abgelehnt zu werden. Diese Angst wird aktiviert, wenn die Aspekte des „defekten Selbst“ deutlich werden, also Zeichen von „Schwäche“, worunter im Leben der an BN Erkrankten Bedürfnisse nach Zuwendung, Zuspruch, Trost, Anerkennung, Beachtung, damit Bedürftigkeit und auch Abhängigkeit deutlich werden. Hiermit verbunden sind Ängste vor Intimität und Hingabe, die im Laufe der Behandlung deutlicher ins Bewusstsein treten. In der OPD stehen dementsprechend Selbstwert- und Versorgungs- vs. Autarkiekonflikte bei BN-Patientinnen im Vordergrund.

Zentrale Angst und „defektes Selbst“

Fallbeispiel: Luisa

Luisa weinte in der 28. Stunde zum ersten Mal in der Therapie. Traurig stellte sie fest, dass ihre Eltern bei ihrem Geburtstag nicht zu Hause gewesen waren. Ihre Mutter war wegen einer politischen Veranstaltung unterwegs, der bei einem Großkonzern beschäftigte Vater auf Dienstreise gewesen. Die Eltern hatten den Geburtstag wie immer „perfekt organisiert“; die Durchführung dann einer Tante der Patientin überlassen. So war neben einem üppigen Kuchenbüfett vom ersten Konditor am Ort sowie einem abendlichen Grillen mit anschließender Disco im großen Partyraum des Hauses noch eine Fahrt zu einer Sommer-Ski-Schanze vorgesehen. Die Freundinnen von Luisa seien begeistert gewesen. Sie war traurig, weil die Eltern nicht nur die anderen Termine vorgezogen bzw. im Falle der Mutter ihren Geburtstag bei der Planung gar nicht „auf dem Schirm hatten“, sondern weil sie auch wegen einer anderen gesellschaftlichen Verpflichtung die Geburtstagsfeier nicht auf das Wochenende verlegen wollten. Da hätten sie anwesend sein können. Nach der Stunde reagierte Luisa mit einem Essanfall und Erbrechen.

Die Folgestunde begann sie mit einem abweisenden Schweigen. Die Behandlerin wurde in der Gegenübertragung sehr unsicher. Eigentlich hatte sie die vorhergehende Stunde als Fortschritt und sich selbst als sehr empathisch empfunden.

Th.: In der letzten Stunde hast du dich ja sehr geöffnet, Luisa, und für mich ist sehr nachvollziehbar geworden, dass du dich in manchen für dich sehr wichtigen Situationen nicht beachtet und zurückgewiesen fühlst, was dich nachfühlbar sehr enttäuscht. Jetzt habe ich den Eindruck, du möchtest am liebsten überhaupt nicht mit mir sprechen. Irgendetwas scheint dir zu viel geworden zu sein oder ist dir zu nahe gegangen.

Luisa: Sie haben gesehen, wie ich geheult habe.

Th.: Du nennst es Heulen, ich nenne es Traurigkeit und Weinen. Heulen klingt für mich abwertend, so als ob du dich selbst abwertest, weil du deine traurigen Gefühle offener gezeigt hast und ich das mitbekommen habe. Vielleicht ist es das. Du erlebst Traurigkeit und Weinen als eine Art von Schwäche, während ich das nicht tue. Du möchtest gerne als stark und unverletzlich erscheinen. Ich kann mir vorstellen, dass es sehr schwer ist, zu erkennen, dass man nicht nur stark und unverletzlich ist.

Abwehr emotionaler Nähe

Für Luisa war die Empathie der Therapeutin tatsächlich ungewohnt und auch etwas „zu viel des Guten". Dies aktivierte eher das perfektionistische, auf Stärke orientierte Über-Ich. Ihr strenges Ideal von Leistung, Leistungsfähigkeit und Stärke standen ihrem wachsenden Bedürfnis, sich sowohl in der Behandlung als auch in ihren anderen Beziehungen zu öffnen, entgegen. So war sie hochgradig ambivalent. Es inszenierte sich sowohl in der Behandlung als auch in den Außenbeziehungen ein Hin- und Herpendeln zwischen Annäherung und Öffnung einerseits und schambesetzter Selbstverurteilung sowie Abweisung des Gegenübers andererseits.

Die vorhergehende Bearbeitung des Ideals von Perfektion und Stärke ermöglichte in dieser Phase einen leichteren Zugang auf die Konfliktebene.

4.10.6.2 Bearbeitung der Angst vor dem inneren Erleben

Durch das bulimische Acting-out sowie durch die Abwehr durch Handlungen insgesamt ist der Zugang der Patientin zu ihrem inneren Erleben erschwert. Emotionen wie die oben skizzierten erscheinen als unheimlich, unkontrollierbar und nicht beherrschbar. Daher orientiert sich die bulimische Patientin verstärkt nach außen, an anderen Personen, an Diät- bzw. Essensregeln und an dem, was die Körperkontrolle „hergibt". Der konstruktive, das Ich stärkende Umgang mit Emotionen, deren Zulassen und Verarbeiten wird vermieden. Die Patientinnen fürchten, es könne hauptsächlich Schlechtes oder Verachtenswertes zum Vorschein kommen. Sie entwickeln nicht selten eine Art von „Psychophobie", einer Angst vor dem psychischen Innenleben, wie es Wurmser (1987) auch für Patientinnen und Patienten mit Substanzmissbrauch oder Sucht beschreibt.

„Psychophobie"

4.10.6.3 Erleben der als defizitär empfundenen Selbstanteile und deren allmähliche Integration

Ein wesentlicher Fortschritt ist es in der Regel tatsächlich, wenn Patientinnen Gefühle von Traurigkeit, Angst oder Einsamkeit erleben und dabei die Gegenwart eines anderen ertragen können. Das bulimische Syndrom besteht in der heimlichen Bewältigung hiermit verbundener Spannungszustände und Leeregefühle, wobei sich die Objektabhängigkeit auf das Essen und die Kontrolle des Körpers verlagert. Die Validierung dieser Gefühle und deren „containment" helfen der Patientin, die Spannungen allmählich anders zu verdauen. Die taktvolle Analyse ihrer Über-Ich-Reaktionen sowie die damit verbundenen Abwehroperationen ermöglichen eine allmähliche Integration wesentlicher Anteile des „Defekten", des „bulimischen Selbst" in das alltägliche Erleben und in Interaktionen mit anderen Personen.

Allmähliche Integration des „defekten" „bulimischen Selbst"

Manchmal entwickeln sich neben der Therapie in dieser Phase echte Freundschaften bzw. bisher bestehende Beziehungen werden danach kritisch und selbstkritisch angeschaut, ob in ihnen emotionale Öffnung möglich ist oder ob sie an der Oberfläche bleiben, sich auf Äußeres beziehen, evtl. sogar mit Konkurrenz um das Schlanksein und kritischen Kommentaren zu Gewicht, Figur und Aussehen insgesamt begleitet sind. Auch der oft verfrühte und uneingestanden emotional überfordernde sexuelle Kontakt kann zugunsten von Beziehungen mit intensiverer emotionaler Intimität verändert werden.

Fallbeispiel: Luisa (Forts.)

Bei Luisa wurde z. B. erst im weiteren Verlauf der Behandlung eine äußerst problematische Partnerbeziehung deutlich, in der der, anscheinend selbst sehr narzisstische und entsprechend unsichere, ältere Freund den Körper von Luisa und von anderen Mädchen und jungen Frauen sehr kritisch kommentierte. Er selbst ging jeden Tag ins Fitnessstudio und nahm anscheinend auch illegale Medikamente zum Muskelaufbau.

Luisa gegenüber verhielt er sich herabsetzend und dominierend, bis dahin, dass er sie in einigen Auseinandersetzungen sogar schlug. Dies hatte Luisa in der Behandlung bisher schamhaft verschwiegen, weil dieser Freund in ihrem Erleben eine ganze Weile ihren hauptsächlichen Halt darstellte. Dieser Freund erwartete von ihr auch, wie sie es ausdrückte, „bestimmte sexuelle Praktiken", die sie aber nicht näher erwähnen wollte. Sie empfand diese als erniedrigend, was sie sich allmählich eingestand. Auch in dieser Phase reagierte sie wieder mit einer Verstärkung der vorher schon recht gut gesteuerten Symptomatik. Sie schämte sich auch der Therapeutin gegenüber, dass sie sich auf eine derartige Beziehung überhaupt eingelassen hatte, wobei die Behandlerin auch ihre Not bestätigte.

Nach der Trennung freundete sich Luise mit einem Mitschüler an, wobei diese Beziehung „rein platonisch" verlief. Der wesentliche Fortschritt bestand darin, dass sie sich diesem Freund emotional anvertrauen konnte und bei ihm tatsächlich Resonanz fand. Er blieb, soweit dies im weiteren Verlauf verfolgbar war, ein konstanter „guter Freund". Luise wiederholte in der vorhergehenden sexuellen Partnerbeziehung auch Aspekte der Beziehung ihrer Eltern sowie weiterer Partnerbeziehungen ihrer Mutter, wie sich ebenfalls im Verlauf zeigte.

Beachte

Wie in diesem Fall tritt nach Veränderung häufig die *Angst auf, von der Therapeutin verachtet zu werden*. Diese Angst kann wiederum zu Angriffen auf die Therapeutin oder gegen die eigene Person führen, z. B. in Form von depressiven Selbstanklagen. Wenn das bisher abgewehrte Erleben spürbarer wird, kann die Symptomatik zur Abwehr vorübergehend wieder verstärkt werden, um Affekte zu blockieren.

Angst vor Verachtung durch die Therapeutin

Fallbeispiel: Luisa (Forts.)

Für Luisa war die Partnerbeziehung letztlich die Wiederholung eines traumatischen Miterlebens von Männerbeziehungen ihrer Mutter, die ebenfalls teilweise gewalttätig und auch in sexueller Form grenzüberschreitend waren in dem Sinne, dass Luisa hier zumindest Ohrenzeugin wurde. Die Behandlerin stellte in Hinblick auf die aktuelle Situation, das aktuelle Erleben sowie die Erinnerungen der Patientin immer wieder den Bezug zum Essverhalten und zum Körpererleben aktiv her:

„Wenn du dich, wie in der letzten Stunde, an die heftigen Auseinandersetzungen zwischen deiner Mutter und ihrem vorletzten Partner Franz, auch das Schreien und die Schläge erinnerst, dabei deine Angstgefühle wieder hochkommen, frage ich mich, ob sich in der Zeit danach auch dein Essverhalten verändert hat, ob du z. B. restriktiver gegessen hast oder einen vermehrten Drang spürtest, wieder einem Essanfall nachzugeben und zu erbrechen, etwa, um das Ganze irgendwie aus dem Kopf zu bekommen. Gleichzeitig habe ich mich auch gefragt, ob sich dein Gefühl für deinen Körper verändert hat, ob du ihn z. B. stärker beobachtet hast, ob das Völlegefühl, das du manchmal beschrieben hast, wieder zugenommen hat oder ob du wieder stärker mit der Form deiner Hüften haderst."

Zusammenhang zu Körpergefühl und Essverhalten herstellen

Derartige Fragen sind beim Durcharbeiten immer wieder aufzuwerfen, um die bulimische Essstörung vertieft zu verstehen und hierauf wiederum Handlungsalternativen aufzubauen.

Fallbeispiel: Luisa (Forts.)

Luisa schilderte ihr Erleben so: „Wenn ich diese Streits mitbekam, so war es manchmal, als ob irgendwie Dreck in mich hineingestopft wurde. Wenn ich dann einen Essanfall hatte, hatte ich den Eindruck, dass das Essen, das auch minderwertig war, den Dreck irgendwie aufgesogen hat, und wenn ich dann erbrochen hatte, fühlte ich mich irgendwie wieder sauber, das Innere war gereinigt, befreit und ich war frei von diesen Szenen. Jedenfalls für eine Weile.“ Ähnliches hatte sich dann auch in der missbräuchlichen Beziehung zu ihrem vorletzten Partner wiederholt.

Die Gefühle und Probleme von Luisa zeigten sich natürlich auch in komplementären und konkordanten Gegenübertragungsgefühlen, -gedanken und -fantasien der Therapeutin. So begleitete die Behandlerin über längere Phasen immer wieder das Gefühl, unfähig und inkompetent zu sein, Luisa nicht wirklich zu erreichen bzw., wenn sie sie erreichte, zu intrusiv zu werden. Da die Behandlung von Luisa gleichzeitig auch ein Ausbildungsfall war, hatte auch sie zeitweise das Empfinden, die Patientin zu „missbrauchen“, als „Übungsobjekt“. Hier war sie mit der Täterrolle, z. B. aus der oben skizzierten Partnerbeziehung der Patientin, identifiziert. Angst, Unsicherheit, Scham- und Schuldgefühle sind in diesen Behandlungen immer wieder Begleiterinnen nicht nur der Patientinnen, sondern auch der Therapeutin.

Immer wieder aktiv den möglichen Bezug zwischen strukturellen Problemen, intrapsychischen Konflikten, Beziehungskonflikten und der Symptomatik ansprechen

Wie in vielen der skizzierten Fallbeispiele ist es in der psychodynamischen Psychotherapie der BN wichtig, mit der Bearbeitung der Struktur-, Konflikt- und Beziehungsthemen den möglichen Bezug zum Essverhalten und zum Körperempfinden bzw. der Körperwahrnehmung *aktiv* anzusprechen. Psychodynamisch arbeitende Therapeutinnen und Therapeuten sind dies in der Regel nicht gewohnt und müssen sich entsprechend umstellen. Die „einfache“ Frage „Wenn wir jetzt über deine Enttäuschung über XY gesprochen haben, kann es sein, dass dieses Gefühl einen Einfluss auf dein Körperempfinden oder dein Essverhalten hat?“ soll die Patientinnen anregen, solche möglichen Zusammenhänge allmählich selbst zu explorieren und ihre Affekte und Impulse weniger selbstschädigend zu regulieren. Hierdurch kann sich ein zunehmend kooperatives Klima zwischen Therapeutin und Patientin entwickeln.

4.11 Schlussphase

Ausreichend Zeit für die Schlussphase

Die Schlussphase sollte für die mindestens letzten 10 Stunden der Behandlung konzipiert werden. In der von uns durchgeführten Studie umfasste sie ca. die 50. bis 60. Stunde. In dieser Phase sollen die Essentials der Therapie im Erleben der Patientin verfestigt werden. Idealerweise heißt das im Einzelnen (vgl. Reich et al., 2014):

- Der Zusammenhang zwischen der Symptomatik, den affektiven Spannungen, Regulierungsproblemen sowie den Problemen auf der Ebene der Struktur, der Konflikte und der interpersonellen Beziehungen ist von der Patientin weitgehend verstanden und in ihr abgebildet.
- Die Patientin kann, wie vorher hauptsächlich mithilfe der Therapeutin, zunehmend selbst Situationen im äußeren sowie im inneren Erleben klarifizieren, in denen sie dazu neigen könnte, Essanfälle und gegensteuernde Maßnahmen zu entwickeln, ihren Körper verstärkt zu kontrollieren oder auch negativ zu beurteilen.
- Sie kann allmählich die verantwortlichen konflikthaften Verstrickungen erkennen.
- Sie kann das funktionale, schädigende Beziehungsmuster erkennen, möglicherweise sofort vermeiden oder nachträglich verändern.
- Sie hat allmählich ihre strukturellen Schwächen kennengelernt und Strategien entwickelt, sich selbst in funktionaler Weise zu helfen oder aber Hilfe zu suchen.
- Dadurch kann sie Gefühle von Selbstwirksamkeit und damit zunehmendem Selbstbewusstsein erlangen.
- Sie kann mit Unterstützung der Therapeutin Situationen mit einem Rückfallrisiko (Beziehungsschwierigkeiten, Beziehungsabbrüche, Abschiede, Veränderungen in anstehenden Schwellensituationen, Kränkungen) antizipieren und hierauf mit den Erfahrungen aus der Therapie reagieren. Bei Jugendlichen und jungen Erwachsenen finden häufig äußere und innere Veränderungen statt, z. B. die Beendigung des Schulbesuches, die Aufnahme einer Berufsausbildung, der Weggang zum Studium, die Aufnahme von Freundschaften und intimen Beziehungen sowie die zunehmende Trennung vom Elternhaus. All dies sind potenziell symptomauslösende Situationen, die wieder Gefühle von Unzulänglichkeit, Makel und Defekt hervorrufen können.

Antizipation von schwierigen Situationen

Das Erreichte wertschätzen und Begrenzungen akzeptieren

- Die Patientin kann mit der Therapeutin zusammen das Erreichte wertschätzen, aber auch sehen, was die Therapie und die Therapeutin nicht leisten konnten. Sie kann die Begrenzungen sehen und aushalten. Sie kann auch Enttäuschungen ansprechen und ertragen. Hier wird oft die Auseinandersetzung mit dem Ideal von Perfektion und Stärke mobilisiert. Die Behandlung und die Behandlerin sind nicht perfekt. Dennoch kann das Gute bestehen bleiben und fortgesetzt werden. Die Patientin hat inzwischen auch die Stärke entwickelt, „Schwächen" bei sich selbst zuzulassen, diese als Teil ihres Selbst anzuerkennen und das einseitige Ideal der Stärke zu relativieren.
- Natürlich ist in dieser Phase zu klären, ob die Patientin und Therapeutin in ihrer Einschätzung der Entwicklung zum großen Teil übereinstimmen, insbesondere ob bei der Patientin noch krankheitswertige Symptomatik und damit Behandlungsbedarf besteht.
- Die selteneren Sitzungen in dieser Phase sollen das therapeutische Arbeiten in der Patientin verankern. Sie soll die Klärung problematischer Situationen in Anwesenheit der Therapeutin weitgehend allein vornehmen. Hierdurch soll der Patientin ein abrufbares Modell für die Zeit nach der Therapie an die Hand gegeben werden. Dabei ist besonders zu betonen, was sie selbst im Therapieverlauf geleistet hat, was andere Personen ihres Umfelds geleistet haben und was sie in Zukunft hoffentlich auch leisten werden.

Transfer in den Alltag

Beachte

Der Transfer in den Alltag, der die Behandlung auch die ganze Zeit begleitet haben sollte, ist hier noch einmal besonders zu thematisieren.

4.12 Einbeziehung von Angehörigen

Nach Horn (2003) ergeben sich therapiebegleitende Kontakte mit Eltern und Sorgeberechtigten zwingend aus der emotionalen und materiellen Abhängigkeit der Jugendlichen (vgl. Tab. 4):

> Die berufsrechtlichen Vorgaben dazu sind widersprüchlich und verwirrend, Expertenmeinungen vielschichtig und uneinheitlich. Bei der großen Bedeutung der Milieueinflüsse auf die kindliche und jugendliche Entwicklung ist eine klare Konzeptualisierung dieses wesentlichen Therapiebestandteils nötig, um die elterliche Verstrickung mit der Störung des Patienten zu beeinflussen. Drei Formen elterlicher Verwicklungen können unterschieden werden:
>
> 1. Kognitive Missverständnisse der Eltern über das, was entwicklungsfördernd für ihr Kind ist

2. Verstrickungen, die aus unbewussten Konflikten der Eltern resultieren und
3. Störungen, die aus der strukturellen Unreife der Sorgeberechtigten entspringen. Aus diesen unterschiedlichen Formen elterlicher Verwicklungen werden Behandlungsziele und Interventionsmöglichkeiten abgeleitet. (Horn, 2003, S. 766)[11]

Tabelle 4: Diagnose und Interventionsmöglichkeiten im Rahmen der Elternarbeit bei Patienten der analytischen Kinder- und Jugendlichenpsychotherapie (vgl. Horn, 2003)

Diagnose der Störung auf Elternebene	Ursachen der Erziehungsprobleme	Interventionen
kognitive Missverständnisse	Wissensdefizite	Beratung, Klärung
unbewusste neurotische Konflikte	neurotische Verwicklungen (Abhängigkeit, Egozentrik etc.)	konfliktbezogene Interventionen
strukturelle Unreife	zu wenig Sicherheit, Schutz und Beruhigung bietend	strukturbezogene Interventionen

4.12.1 Klärung der Behandlungsvoraussetzungen und des Therapierahmens

Das *Ausmaß des Leidensdruckes* bei der Patientin und den Eltern sollte erfasst werden, um die *Therapiemotivation einschätzen* zu können. Denn die Motivation bei Jugendlichen und Eltern stellt einen wichtigen Faktor für die Sicherung des therapeutischen Rahmens dar (vgl. auch Kap. 2.4). Weitere *Vereinbarungen über den formalen Therapierahmen* müssen in der diagnostischen Phase getroffen werden. Es betrifft die Dauer der jeweiligen Sitzungen, die Kostenübernahme, Umgang mit vom Patienten abgesagten Sitzungen, Abstimmung über Sitzungstermine und die voraussichtliche Therapiedauer.

Zu Beginn der Behandlung ist es wichtig, den therapeutischen Rahmen festzulegen und Erwartungen und Ziele von Patientin und Eltern abzuklären.

11 Vgl. auch Kap. 2.4.

4.12.2 Verschiedene Funktionen der Elternarbeit

Lern- und Kenntnisdefizite treten häufig auch in der Elternarbeit auf, vor allem bei Fragen bezüglich der Kindererziehung. Hierbei fällt es auch in den therapeutischen Aufgabenbereich, *Eltern bei Kenntnisdefiziten* zu *helfen* und diese Defizite in den Zusammenhang mit Beziehungsschwierigkeiten zu setzen. Das setzt bei den Therapeutinnen grundlegende Kenntnisse über Essen, Ernährung, die Wirkungen von Diäthalten, Fasten und unregelmäßigem Essen voraus. Auf dieser Ebene, auch z. B. bei entwertenden Kommentaren zum Aussehen der Patientinnen und anderen Entwertungen, sind Verhaltensänderungen auf der Elternebene erforderlich, um den Therapieprozess zu unterstützen (s. auch Reich & Kröger, 2022).

Kenntnisdefizite aufklären und problematische Verhaltensweisen ansprechen

Dabei empfiehlt es sich, die Begründung dieser Beziehungsschwierigkeiten mit den Eltern psychodynamisch zu erarbeiten. So können – zunächst für die Therapeutin – *aktuelle Konflikte* aus der Lebenswelt der Jugendlichen, Wiederholungen der Konflikte in der therapeutischen Übertragungsbeziehung in einen lebensgeschichtlichen Zusammenhang gestellt und anhand *genetischer Deutungen* mit Vorkommnissen in der frühkindlichen Entwicklung verbunden werden. Dies geschieht, indem der zentrale Beziehungskonflikt, der sich im Konfliktfokus (Fokussatz) spiegelt, verdeutlicht und in Hinsicht auf das Berichtete überprüft, ergänzt oder sogar verändert wird.

Den Eltern können hinsichtlich der Erziehung und des Umgangs mit der Essstörung *psychoedukative Empfehlungen* gegeben werden, im Sinne von „Das könnten Sie vielleicht mal probieren." Damit kann den Eltern zum einen geholfen werden, die Probleme und Symptome ihrer Kinder besser zu verstehen, zum anderen kann ihnen ein *konstruktives Angebot* gemacht werden, sodass die Eltern einen entscheidenden Schritt zur Heilung ihres Kindes selbst beitragen können. Ein wünschenswertes Ziel der beratenden Elterngespräche ist, die *Eltern* – soweit möglich – als *„Co-Therapeuten"* zu *gewinnen.*

Eltern als Co-Therapeuten

Zwei häufige Verhaltensweisen sind einerseits die Neigung zu unproduktiven Verstrickungen in Streitereien um das Essverhalten, andererseits das völlige Vermeiden diesbezüglicher Gespräche und auch Auseinandersetzungen mit der Begründung, die Patientin sei ja krank. Nicht selten kann auch nicht getrennt werden, welche Verhaltensweisen zum Krankheitsbild gehören und welche nicht mehr. Beispiel: Das Erbrechen gehört zur Kernsymptomatik, dass das Bad völlig bespritzt mit Erbrochenem hinterlassen wird, nicht.

Auch hier sind die Eltern aufzuklären und zu adäquaten Formen der Auseinandersetzung anzuregen. Dabei müssen u. U. elterliche Paarkonflikte, ungünstige Übertragungen auf die Patientin (Delegationen, Rollenzuweisungen) sowie strukturelle Defizite bei den Eltern vorgängig bearbeitet werden.

5 Ausführliches Fallbeispiel: Miriam

5.1 Kontaktaufnahme und Erstgespräch

Den ersten Kontakt zur Behandlerin nimmt die Vertrauenslehrerin der Patientin auf. Diese ist von Mitschülerinnen angesprochen worden. Miriam erbreche oft, was u.a. auf einer Klassenfahrt auffiel. Miriam habe wenig Vertrauen zu ihrer Mutter, wolle zudem ihren Vater nicht enttäuschen, zögere, eine weitere Therapie in Anspruch zu nehmen, nachdem sie jetzt gerade aus einer stationären Behandlung gekommen sei. Die Therapeutin macht die Lehrerin darauf aufmerksam, dass sie die Patientin leider nicht anmelden könne. Das müssten schon die Patientin selbst oder die Eltern oder alle gemeinsam tun. Die Vertrauenslehrerin will mit Miriam darüber sprechen.

Kontakt über die Vertrauenslehrerin

Nach ca. drei Monaten meldet sich die Familie L. über die Mutter zum Gespräch an. Es erscheinen Miriam, 17 Jahre alt, ihre Mutter, 45 Jahre alt, Büroleiterin in einer Steuerberatungsgesellschaft, ihr Vater, 48 Jahre alt, Key-Account-Manager in einem Großhandel für Hotelbedarf. Die ältere Schwester Sophie, 19 Jahre alt, sei bereits zum Studium ausgezogen, der jüngere Bruder Martin, 14 Jahre alt, habe gerade Basketball-Training.

Den sichtlich nervösen Eltern haftet der Qualm einer noch schnell vor der Tür „gedampften“ E-Zigarette an. Der Vater wirkt wie ein großer Bär, daneben eine sportlich-jugendliche Mutter in betont enger Kleidung sowie eine zierliche Tochter, ständig lieb und freundlich lächelnd. Der Vater sitzt Miriam gegenüber, beide seitlich der Behandlerin, die Mutter ihr gegenüber „frontal“. Zwischen Miriam und ihrem Vater besteht lebhafter Augenkontakt. Die Mutter berichtet in stetem Redefluss ohne Pause. Die Behandlerin fühlt sich überschüttet. Der Vater stößt Miriam häufiger mit dem Fuß an. Beide schweigen, überlassen die Krankheitsgeschichte der Mutter, rollen wiederholt mit den Augen.

Die Mutter habe in der Zeitung von der Bulimie-Studie gelesen und sich deshalb jetzt gleich gemeldet. Irgendwelche Gespräche oder Kontakte mit Miriams Vertrauenslehrerin erwähnt sie nicht. Diese hatte ja auch von der Studie gelesen. Die Mutter stellt sich so als perfekte und fürsorgliche Organisatorin des familiären Geschehens dar, betont idealisierend den Wunsch nach ambulanter Behandlung für Miriam: „Endlich dürfen wir zu Ihnen kommen. Miriams Krankheit belastet uns alle. Ich habe jetzt zwei Kranke daheim, eine weitere im Studium. Das Fass ist am Überlaufen.“ Miriams Vater habe schon seit mehreren Jahren Herz-Rhythmus-Störungen, Vorhofflimmern, sei wegen Burnout in einer Reha gewesen und jetzt erst in einer stufenweisen Wiedereingliederung. Vermutlich müsse er den Arbeitsplatz wechseln. Wegen seines Bluthochdrucks und seines Diabetes sei er ständig unter ärztlicher Kontrolle. Die ältere Schwester Sophie leide unter Asthma, habe manchmal Darmentzündungen, müsse oft Cortison nehmen, „auch sehr belastend für alle“. Zudem sei noch einiges für das Haus abzubezahlen. „Ob mein Mann im Beruf wirklich weiter durchhält, steht in den Sternen. ... Ich komme oft total erschöpft von der Arbeit, Terminorganisation und so weiter. Sie können sich das ja denken. Und dann ist der Kühlschrank leer. Es riecht auf der Toilette. Die Klinik hat wenig gebracht.“ Miriam und der Vater halten sich weiterhin bedeckt. Die Mutter antwortet oft stellvertretend. Die Behandlerin fragt sich, ob nun Miriam die Patientin ist oder ob die Mutter den meisten Leidensdruck hat oder ob es einen „Wettbewerb um das Leiden“ gibt.

Überschüttet-Werden und Idealisierung

Alle sind belastet

Miriam sei nach einem Auslandsaufenthalt mit der Schule sehr dünn geworden, mit 15 Jahren in der 10. Klasse. Später stellt sich heraus, dass Miriam schon mit 14 Jahren begonnen hatte, weniger zu essen, um „normale Kleidung tragen zu können“. Sie habe sich „zu dick“ gefühlt. Sie habe einen „Bauch“ gehabt. Ihre Schwester und der Bruder hatten sie „Rollmops“ genannt. Der aktuelle BMI von Miriam liegt bei 22, sie ist ca. 165 cm groß, wiegt ca. 60 kg.

Die Mutter: „Ich habe Miriam inständig gebeten, doch mehr zu essen. Das endete im Nichts. Dann haben wir aufgepasst, dass sie isst. Miriam war ziemlich sauer. Sie hat sich aber darauf eingelassen. Anscheinend ist sie da auf die Idee gekommen, zu erbrechen, weil sie wohl nicht zunehmen wollte.“ Hier schaltet sich der Vater ein: „Mir fiel auf, dass der volle Kühlschrank innerhalb von Rekordzeit leer war. Einmal war ein frisch gekauftes großes Nutella-Glas sofort leer gegessen. Da ist mir ein Licht aufgegangen. Ich habe mit meiner Frau gesprochen. Dann hat Miriam endlich zugegeben, dass sie erbricht. Wir haben an ihre Vernunft appelliert. Das hat wohl gar nichts genützt. Miriam scheint da einen so großen Zwang in sich zu haben, sich immer wieder übergeben zu müssen, sodass wir gegen diesen Teufelskreis, so hat man uns das in der Klinik erklärt, nichts machen konnten.“

Die Mutter: „Dann haben wir einen Kinder- und Jugendlichenarzt aufgesucht. Der hat dann den stationären Aufenthalt veranlasst. Der sollte zehn

Wochen dauern. Wir haben nach sechs Wochen gesagt, jetzt ist Schluss. Die Zeit war für uns sehr hart. Wir durften zuerst mit Miriam nur telefonieren, als ob wir etwas verbrochen hätten. Zu Hause fehlte uns etwas. Irgendwie kann ich das bis heute nicht verstehen."

Die Therapeutin fühlt sich von der Mutter sehr überrollt. Aus dem Gegenübertragungsaffekt heraus würde sie gerne eine „Kontaktsperre" einführen, was in dem Setting aber nicht geht. Zudem befördern Miriam und der Vater durch ihre Passivität die Aktivität der Mutter. Auch hier schien sich ein Circulus vitiosus eingespielt zu haben. Die Therapeutin ärgert sich über diese beiden miteinander Verbündeten, die auch sie „abtropfen" lassen.

Unerreichbarkeit und negative Gegenübertragung

Die Mutter: „Die Klinik hatte kein Gesamtkonzept. Es war gar keine ambulante Therapie nach der Station geplant. Der Klinikarzt sagte, wir müssten Familientherapie machen. Das wollen wir aber nicht. Auch Vorgaben bezüglich des Essens hat man uns nicht mitgegeben. Wir wussten einfach nicht, wie es weitergeht." (Sich an Miriam wendend:) „Ich bin eine Kämpfernatur und du bist es auch. Warum du so etwas machst, versteh ich bis heute nicht. Vor allen Dingen verstehe ich nicht, dass du das nicht sein lassen kannst". Miriam senkt schweigend die Augen. Der Vater wirkt betreten. Die Behandlerin erschrickt wegen der Heftigkeit des Vorwurfs. Der Vater stößt Miriam mit dem Fuß an: „Wir schaffen das schon."

Die Therapeutin drückt abschließend ihr Verständnis für die Belastung der gesamten Familie und die schwierige, so noch nicht nachvollziehbare Situation aus. Sie erläutert den Ansatz der störungsorientierten psychodynamischen Psychotherapie und fragt schließlich nach möglichen Entlastungsstrategien im Verhalten der Familie. Jetzt antworten Miriam und der Vater gleichzeitig: Joggen und Bridge. Dann, auf Nachfrage der Behandlerin, die Mutter: „Joggen, ja. Bridge spiele ich in meiner Gruppe, einmal im Monat. Das entspannt mich. Ich komme auf andere Gedanken. Ich lege gern Tarot-Karten oder Patiencen. Mein Mann hat ja seine Skatabende, guckt Basketball. Wir entspannen auch durch Rauchen bzw. Dampfen."

5.2 Einzelgespräch mit Miriam: „So viel brauch ich garantiert nicht …"

Im nachfolgenden Einzelgespräch schildert Miriam ihr Gefühl der Sinnlosigkeit des Klinikaufenthaltes, die Belastung durch den Alltag und dass sie trotzdem froh war, mal aus allem raus zu sein. Als sie wiederkam, hatte ihre beste Freundin sich enger an andere Mädchen angeschlossen, was sie tief enttäuscht habe. Sie habe in der Klinik „sechs- bis achtmal gekotzt,

Enttäuschung und Essanfälle

jetzt ist es viermal in der Woche. In der Klinik war die Betreuung schlecht. Ich habe einfach so mitgemacht und mir nichts anmerken lassen. Jetzt zu Hause gehe ich oft zu meiner Tante, der Schwester von meinem Vater. Da esse ich auch manchmal. Die meckert nicht den ganzen Tag rum. Eigentlich will ich keine Therapie machen. Meine Eltern wollen das. Ich finde das eigentlich nur doof, dass das Essen so viel Geld kostet. Papa merkt sofort, wenn etwas fehlt. Jetzt kann ich mich aber weniger konzentrieren. Ich erbreche auch wieder häufiger. Kann nicht so gut lernen. Vielleicht hilft die Therapie ja doch. Ich weiß nicht. Aber 60 Stunden sind einfach zu viel. So viel brauch ich garantiert nicht."

Sicherheit gewinnen

In den nächsten Einzelstunden hat die Behandlerin immer wieder den Eindruck, an Miriam „abzutropfen". Tief verunsichert wegen der starken Zurückhaltung der Patientin steigt sie zunächst nicht weiter in die Exploration der Bulimie-Entwicklung ein, greift stattdessen auf ihr allgemeines, bewährtes Vorgehen zurück, mit dem sie sich sicherer fühlt. Im projektiven Verfahren „Familien in Tieren" (Brem-Gräser, 2020) malt Miriam den Vater als Elefant, ein „echter Dickhäuter", der allerdings „explodieren kann, wenn er provoziert wird". Die ältere Schwester Sophie habe oft Streit mit ihm gehabt. Die wird als Nashorn gemalt, „ebenfalls ein dickes Fell, kann auch ausrasten, Attacke mit dem Horn". Auf der anderen Seite tauchen der Bruder Martin als Waschbär („ist sehr beweglich und geschickt, raubt auch Nester aus") sowie die Mutter als Luchs („sieht alles, faucht einen an") auf. Sich selbst lässt sie zunächst aus, auf Nachfrage der Therapeutin malt sie sich als Tiger: „Ich kann auch gut brüllen, hab scharfe Zähne." Die Tendenzen zur Konfliktvermeidung („dickes Fell") bei gleichzeitiger Impulsivität und oraler Aggressivität werden hier deutlich. Unklar bleibt, wo Miriam ihre Aggressivität im Alltag lässt. Über weitere projektive Tests lockert sich Miriams Abwehr. Die Behandlerin gewinnt mehr Sicherheit und fokussiert nun entsprechend dem Manual die Essstörung.

5.3 Behandlungsphase

5.3.1 Die Entwicklung der Bulimie: „Ich weiß auch nicht ..."

Miriam entwickelte mit Beginn der Adoleszenz eine starke Körperunzufriedenheit, weil sie an Gewicht zunahm. Schwester und Bruder lästerten. Die Mutter warnte ständig, sie solle doch nicht so zunehmen wie Tante Klara (die Schwester des Vaters, die die Patientin häufiger besucht hat und noch besucht). Die Essanfälle und das Erbrechen erscheinen zunächst als „Stressabbau“ wegen der hohen schulischen Leistungsanforderungen und der hiermit zusammenwirkenden Perfektionsansprüche Miriams: „Essen tut einfach nur gut. Aber ich will nicht zunehmen. Deswegen ist Erbrechen nötig.“

Auslöser für Essanfälle und Erbrechen kann Miriam zunächst nicht benennen. Die Essstörung scheint sich verselbstständigt zu haben: „Ich weiß auch nicht.“ Bei der Behandlerin bleibt ein Gefühl von Vergeblichkeit und Leere zurück. Das, was sie „zu bieten“ hat, ist „nicht ausreichend“. Dieses Gefühl der Unzulänglichkeit begleitet die Therapie sehr lange.

Vergeblichkeit und Leere

Miriams Mutter sei das Aussehen schon immer wichtig gewesen. Als sie einmal mit dem Rauchen aufhörte, habe sie schnell etwas zugenommen und mit dem Rauchen wieder angefangen. Der Vater sei übergewichtig. Er wiege sich auch dauernd, sei unzufrieden mit sich, rauche und versuche immer wieder, Sport zu machen. Die Mutter halte das durch, er nicht, er habe auch Bedenken wegen seiner Herz-Rhythmus-Störung. Miriam: „Mama wollte neulich, dass ich ihr die Haare färbe. Sie will sich immer nachblondieren. Kate Moss ist ihr Vorbild. Das wollte ich aber nicht machen. Das kann man doch alleine. Papa und Tante Klara wollten das auch nicht. Mama fragt mich auch immer, ob sie zu dick ist, ob ihre Klamotten noch gut aussehen. Jedes Mal, wenn sie aus dem Hause geht. Das nervt. Ich war früher ziemlich moppelig, fand ich. So ab 11 oder 12. Meine Schwester Sophie war immer dünn, ist sie immer noch. Sie kann mit Mama Klamotten tauschen. Ich nicht. Ich finde das gemein, ungerecht.“

Gewicht, Figur und Aussehen bei Eltern und Geschwistern

Miriam berichtet dann von ihrem ersten Freund: „Ich fand Oskar so toll. Er war in der Schule neben uns, berufsbildende Schule heißt das glaube ich, ein Jahrgang über uns, ein Skater, kam oft mit dem Board in die Schule. Ich hab’ dann auch damit angefangen. Bin zu der Pipe gegangen, wo die sich trafen, war selbst nicht so geschickt, woher auch. Naja. Irgendwie kamen wir ins Gespräch. Er kam auch mit zu uns. Mein Vater und Martin fanden ihn auch gut. Aber irgendwie hab’ ich ihn wohl doch nicht so interessiert Er sagte oft ab, meldete sich nicht auf WhatsApp und so. Dann sagte er, ich wäre nicht interessant genug, zu brav. Ich langweilte ihn wohl. Er machte auch so Sachen wie nachts über parkende Autos laufen. Das ist wohl nicht legal. Manchmal gab es wohl Beulen auf den Kühlerhauben. Ich hatte Angst. Das darf keiner wissen. Sagen Sie es bloß nicht meinen Eltern. Ich bin abends dann oft schnell nach Hause. Ich war dann enttäuscht und deprimiert, saß in meinem Zimmer. Ich mochte meinen Körper gar nicht mehr, weil ich nicht geschickt genug war. Fand mich echt zu dick. Es waren ja auch ein paar Mädchen in der Gruppe, die konnten das besser mit dem Skaten. Ich hatte dann zu nichts Lust.“

Enttäuschung, Unzulänglichkeit und der „dicke Körper"

Die tiefe Enttäuschung wird in dieser Situation spürbar, auch das Gefühl von Unzulänglichkeit, das anscheinend auf den Körper verschoben wurde, den eigenen „dicken" Körper im Vergleich zu den anderen Geschickten, Sportlichen. Die Beschämung und Trauer sitzen bei Miriam tief, Wut über die Zurückweisung bzw. Missachtung ist noch nicht zu spüren.

Zu den Essgewohnheiten im Alltag berichtet Miriam: „Ich wünsch mir, dass wir auch mal zusammen essen, wie eine richtige Familie, so, wie wir es früher bei Oma und Opa gemacht haben. Da saßen wir oft alle zusammen. Vielleicht isst Mama manchmal mit Martin nach der Schule. Der hat noch keinen Nachmittagsunterricht. Ich gehe manchmal zu Tante Klara. Die guckt jetzt allerdings auch genau, was ich esse. Das nervt. Bei ihr kann ich aber immer noch Essen umsonst kriegen."

Therapeutin: „Ja, das Essen in der Gemeinschaft scheint dir sehr wichtig zu sein. Wenn man zusammen isst, kann man sich auch unterhalten, über das, was einen bewegt und was man erlebt hat, sprechen. Wenn das nicht beim Essen stattfindet, wo findet das dann bei euch statt?"

Miriam: „Mama kommt manchmal zu mir ins Zimmer und fragt, wie es geht. Sie will aber oft nur wissen, ob ich erbrochen habe. Sie räumt immer meine Wäsche ein."

Therapeutin: „Räumt deine Wäsche ein?"

Miriam: „Ja, das will ich eigentlich nicht. Sie macht auch manchmal so doofe Bemerkungen über meine Unterhosen und meine Tops. Sonst sitzen wir mal auf der Couch; Mama, Papa und Martin sehen fern. Sophie ist ja meistens nicht da."

Substanzmissbrauch und Sucht

Im Weiteren geht es um das Rauchen und um den Großvater mütterlicherseits. „Er hatte oft Schmerzen, hat viel starke Schmerzmittel genommen. Mama sagt, er war abhängig, süchtig, hatte schlechte Laune, wenn er keine Medikamente bekam, konnte dann wohl ziemlich aggressiv werden, auch schreien und toben, drohte wohl auch mit Selbstmord." Die Mutter sei wohl auch verhauen worden. Die Großmutter sei jetzt ziemlich zufrieden, allein zu sein, mache so ihr Ding. In der Therapie geht es immer wieder um diesen Großvater mütterlicherseits, dabei um die Frage der Abgrenzung. Hätte sich die Großmutter schon früher trennen sollen und dürfen? Darf man einen Süchtigen mit Schmerzen allein lassen? Hätte der Großvater die Chance gehabt, sein Leben anders zu gestalten? Oder sind Leben und Sucht ein Schicksal?

Grenzenstörungen über drei Generationen

Die interpersonellen Grenzen in der Familie waren und sind deutlich gestört, die Generationsgrenzen über mindestens drei Generationen kaum vorhanden. Zudem gibt es eine „Suchttradition". Auch gegenüber Miriam werden die Grenzen nicht eingehalten. Die Mutter kommt ohne anzuklopfen in ihr Zimmer, setzt sich ungefragt in die Runde, durchsucht das Zimmer nach Essen und Spuren von Erbrochenem. Einen Schlüssel für das Zimmer bekommt Miriam auf Nachfragen eine ganze Weile nicht. Dies ändert sich erst nach einem Elterngespräch, in dem die Behandlerin dies eindringlich thematisiert. Auch der Vater sei einmal ungefragt ins Zimmer gekommen, als er mit seinem Freund viel getrunken hatte, habe sexuell anzügliche Bemerkungen gemacht und sie aufgefordert, sich doch zu ihm und seinem Freund zu setzen. „Hab' ich nicht gemacht. Was sollte das?"

Umgang mit Konflikten

Der Umgang mit Konflikten in der Familie ist einerseits vermeidend, andererseits impulsiv. Die Eltern streiten sich oft massiv, auch handgreiflich, die Kinder wurden und werden ebenfalls geschlagen. Die Tante habe oft getröstet. Während der Behandlungsphase gibt es z.B. einen massiven Streit zwischen Martin und der Mutter. Der Vater, Sophie und Miriam versuchen, die beiden, die schließlich handgreiflich wurden, zu trennen. Martin läuft weg, will eine Weile nicht mehr in die Familie kommen, bei seinem Freund wohnen. „Meinen Eltern war das peinlich, sie wollten nicht ins Gerede kommen, aber was sollten sie machen. Martin kam dann nach zwei Wochen zurück. Die Sache wurde unter den Teppich gekehrt."

Bezüglich der affektiven Resonanz wird deutlich, dass es wenig Empathie für den jeweils anderen gibt. Gefühle werden schlecht ausgehalten, insbesondere Traurigkeit, Leeregefühle und Angst. Getröstet wird kaum. Durchhalten ist das Ideal, ebenso die perfekte Außenwirkung. Die Familie des jüngeren Bruders der Mutter erscheint perfekt. Die Kinder sind unauffällig. Keine Krankheiten. „Bei denen scheint alles zu laufen".

Durchhalten als Ideal

Eine mit Miriam abgesprochene ärztliche Untersuchung (Labor, Kardiologie) ergibt keine Auffälligkeiten. Miriam hat nichts dagegen, dass die Behandlerin mit der Jugendärztin freien Austausch hat.

Essprotokoll

Mit dem Essprotokoll tut sich die Behandlerin zunächst schwer. Sie empfindet sich als zu „kontrollierend", befürchtet ebenso grenzüberschreitend zu sein wie die Eltern. Das Vorgehen lässt sich in der Supervision so besprechen, dass es mit der Zeit selbstverständlicher wird, sich dieses gemeinsam anzuschauen, dazu auch den „Bausteinplan" bezüglich der Ernährung heranzuziehen (s. Anhang 1, 2 und 3). Im Sinne der beziehungsorientierten psychodynamischen Therapie thematisiert die Behandlerin die Grenzen-, Kontroll- und Schamproblematik (vgl. hierzu auch das Fallbeispiel Evelyn in Abschnitt 4.10.4).

5.3.2 Grenzen als Thema im Elterngespräch

In den folgenden Elterngesprächen spricht die Behandlerin das „Grenzenthema“ aktiv an, besonders aus der Entwicklungsperspektive der Eltern. Wie war es ihnen gegangen, als sie so alt waren wie Miriam jetzt?

Ablösungskonflikte der Eltern

Bei der Mutter werden erhebliche Ablösungskonflikte deutlich. Die Distanzierung vom Elternhaus ist mit Schuldgefühlen belegt, da sie mit der räumlichen Trennung die Mutter und Geschwister mit dem stimmungslabilen, medikamentabhängigen und zu Gewalttätigkeit und Depression neigenden Großvater von Miriam zurückgelassen hatte. Mit der Trennung vom Elternhaus hatte sie ein zwanghaftes Sauberkeitsbedürfnis und zeitweise auch erhebliche Kontrollzwänge entwickelt.

Der Vater stammt aus einer „zerklüfteten Großfamilie“, in der seine Kernfamilie allerdings eng und konfliktvermeidend zusammenhielt und zusammenhält. Spannungen wurden und werden oft über Essen kompensiert. Alle Familienmitglieder neigen zu Übergewicht mit entsprechenden Folgeproblemen. Und auch hier waren und sind das äußere Erscheinungsbild und Durchhalten wichtig. Seine Eltern sind stolz auf seinen beruflichen Aufstieg, gehen aber nicht auf seine Herzproblematik und seinen Burnout ein. „Dies wurde und wird mit keiner Silbe erwähnt. Irgendwie verletzt mich das doch.“ Auf die Konflikte in der Paarbeziehung angesprochen, halten sich beide Eltern „bedeckt“. Ihnen wird aber deutlich bzw. verdeutlicht, dass nicht nur sie durch die Erkrankung von Miriam belastet seien, sondern Miriam und ihre Geschwister auch durch die elterlichen

Paartherapie

Konflikte. Eine Paartherapie wird angeraten, allerdings erst in der Endphase der Einzelbehandlung begonnen. Mit diesem Gespräch verbessert sich das Klima in der Familie. Miriam, die mit Behandlungsbeginn noch einmal ihre bulimische Symptomatik sehr verstärkte und sich sozial zurückgezogen hatte, kommt in einen besseren Austausch mit der Mutter und legt großen Wert auf weitere Gespräche der Therapeutin mit dieser und dem Vater.

5.3.3 Kontextfindung, Klarifizierung, Verbesserung der strukturellen Funktionen und Durcharbeiten

Miriam sieht zunächst keine Anlässe für ihre Essanfälle und ihr Erbrechen: „Ist halt so.“ Durch gemeinsames Betrachten ihrer Alltagssituation werden allmählich Auslöser deutlich. Miriam ist zunächst wenig in der Lage, sich mit negativen Affekten, Unlusterfahrungen und entsprechenden Span-

Auslöser werden erst allmählich deutlich

nungen auseinanderzusetzen. Ihre Fähigkeit zur Selbstberuhigung ist reduziert, insbesondere wenn steuernde Objekte fehlen. Alleinsein ist für sie schlecht aushaltbar, schulische Anforderungen und Streitigkeiten in der Familie erzeugen weitere, oft nur diffus registrierte Spannungen, die allmählich zu Affekten von Angst, Druck, Beschämung, Ärger bzw. Wut differenziert werden können.

Ressourcen

Zur Entwicklung neuer Bewältigungsformen werden mögliche Ressourcen eruiert. Miriam kann sehr gut malen und zeichnen, was auch schon während des Klinikaufenthaltes geholfen hatte. Auch das „bulimische Gefühl" drückt sie nun im Malen aus. Die Aufforderung, dies einmal kurz vor einem Essanfall zu tun, führt zur Darstellung eines großen Steinhaufens, in dessen Mitte ein Stein fast erdrückt wird. Erstmals wird deutlich, dass die Erkrankung für sie doch eine erdrückende Last ist, was sie bisher immer verneint hat. Dies wiederum ist für sie offensichtlich beschämend, sodass sie trotzig, gleichzeitig immer lächelnd betont: „Ich finde das okay. Oder sagen Sie mir mal, wie ich damit aufhören soll. Das kann ich nicht."

Für die Patientin und Therapeutin überraschend kann sie in der Folge ihre Essanfälle reduzieren. Sie wendet sich stärker der Außenwelt zu, schließt sich einer Klima- und Ökologiegruppe in der Schule an. „Nicht so radikal, aber die Themen sind mir wichtig." Sie will Keyboard lernen, die Eltern überreden, ihr das zu bezahlen. Sie beginnt zudem eine Tanzstunde mit „Standardtanz", findet dort einen Tanzpartner. „Ein bisschen brav, aber ganz lustig." Sie beherrscht die Schritte schnell, zeigt sie ihrem Partner.

Die Frage, ob sie hier und auch in der Ökologiegruppe wiederum nur für ihren Einsatz anerkannt und geliebt wird oder auch um ihrer selbst willen, ist mit einem Gefühl der Leere verbunden, mit Essanfällen und Erbrechen in der Folge. Die Leere füllte sich allmählich mit Gefühlen von Traurigkeit und Sehnsucht.

5.3.4 Umgang mit Konflikten

Ein weiterer Therapieschritt thematisiert den Umgang mit Konflikten, die in der Familie impulsiv und oft handgreiflich ausgetragen wurden und werden. Es scheint kaum Handlungsalternativen zu geben. Das ruhige Gespräch, die halbwegs sachliche Diskussion werden immer wieder von Kränkungen und Gekränktheit „verschlungen". In den Stunden geht es zunächst darum, die jeweiligen Motivlagen zu klären. Zuerst wird Miriams Perspektive eruiert, dann die der anderen Akteurinnen und Akteure, wobei die Behandlerin eigene Eindrücke und Gefühle, auch ihre Gegenübertragung, zur Verfügung stellt und „Übersetzungsarbeit" leistet. Mithilfe der zweiten Person (Ich – Du) entsprechend der strukturorientierten Therapie nach Rudolf (2010) können kleinschrittig Miriams Selbstbild und ihr

Konflikte und Perspektivenübernahme

Bild des Gegenübers differenziert werden. Sie übt, auch die dritte Perspektive (Ich – Du – sie) einzunehmen. Dies manifestiert sich u. a. in einem Traum: „Meine Familie und ich waren mit Mamas Bridge-Club zusammen, auch Tante Klara und ihr Freund. Wir haben gegessen und uns unterhalten, sehr entspannt eigentlich, auch lustig. Ich kam damit aber irgendwie überhaupt nicht klar. Ich wollte nach Hause, alles loswerden. Meine Mutter ist mir gefolgt. Sie wollte wieder kontrollieren. Ich wurde wütend, habe sie angeschrien. Letztlich kam ich doch dazu und ging danach ins Wohnzimmer. Dort saßen Mama und Papa, beide sehr traurig. Mama fing an zu weinen und sagte, dass sie nicht sie selbst sei. Ihr Körper sei so anders, als sie ihn habe wolle, er gehorche ihr nicht, sei so wie Gelee. Sie erzählte, dass sie sehr krank war, als sie 17 Jahre alt war. Sie habe von Oma und Opa Essen gebraucht, weil ihr davon zu viel gefehlt habe, am besten Honigbrote. Sie zeigt mir dann Beulen an ihrem ganzen Körper, als ob der Körper irgendwie zerfließt. Irgendwie war es auch mein Körper, ich weiß nicht so genau."

Transgenerationale Perspektive

Hier werden der Kontrollkonflikt, der Konflikt um die Grenzen, das Bedürfnis nach Zusammensein und emotionaler Intimität, die massiven Verletzungen, die auch die Mutter erlitten hatte, die bei ihr offensichtlich zu verstärkter Körperkontrolle beigetragen hatten, somit auch die transgenerationale Perspektive der Entwicklung der Bulimie bei Miriam deutlich. Auch die Mutter hat „Beulen", auch sie wurde verletzt. Der Körper der Patientin ist nicht wirklich von der Mutter getrennt, die Verletzungen betreffen beide. Auch die Mutter benötigt elterliche Zuwendung, wenn auch hier auf einer sehr dinglich-konkretistischen Ebene. Von Miriam? Die Mentalisierungsprobleme werden hier deutlich, ebenso die Verarbeitung des intrusiv-vernachlässigenden Familienstils, der bei Bulimie häufig zu finden ist (Cierpka & Reich, 2010).

5.3.5 Umgang mit der Scham

In der 37. Behandlungsstunde teilt Miriam aufgelöst mit, dass sie sich mit ihrem Bruder Martin zerstritten habe. Ein Freund des Bruders habe bei ihnen im Hause mit übernachtet. Der habe gehört, wie sich Miriam übergeben hat. „Martin hat gesagt, dass ich voll peinlich bin und dass man bei uns ja keinen mehr reinlassen könne, weil ich ja immer nur kotze. Ich könne noch nicht einmal das Klo ordentlich säubern, riechen würde das auch." Miriam weint.

Die Therapeutin schweigt mit ihr, um dann zu fragen, ob sie ihren Bruder verstehen könne. Miriam nickt: „Ja."

In den folgenden Stunden bleibt es bei dem Thema Beschämung.

Therapeutin: „Wie könnte es sich anfühlen, wenn du deinem Bruder einmal sagst: Hast du schon gemerkt, ich erbreche nicht mehr? Mich beschäftigt auch, wie es kommt, dass du deinen Magen so quälst.“

Ein beschämender Traum

Miriam: „Weiß ich auch nicht.“ Dann erzählt sie von einem weiteren Traum: „Ich fuhr im Zug, weiß nicht wohin, war allein. Dann kam da so eine Frau, die war sehr dick, extrem. Die hatte viele Plastiktüten dabei, so wie Penner die manchmal haben. Da war lauter Essen drin. Das packte sie auf den Tisch, vor meiner Nase. Die hat dann ganz viel gegessen, Waffeln, Kuchen, Käsebrötchen, Kartoffelsalat aus der Tupperdose, Frikadellen, Eis. Alles so durcheinander. Dann kam der Schaffner oder Zugbegleiter oder wie das heißt. Der hat geschimpft, dass sie so viel Müll macht, wollte sie rausschmeißen. Ich fand das auch voll eklig, aber irgendwie tat sie mir auch leid, weil sie dann weinte. Sie wirkte sehr unglücklich. Irgendwie konnte sie wohl auch nichts dagegen machen.“

Therapeutin: „Ist das nicht auch Esssucht?“

Miriam: „Naja, vielleicht stopft sie tatsächlich so viel hinein wie ich. Aber sie erbrach nicht.“

Therapeutin: „Dann ist der eklige Teil bei dir nicht so sichtbar, aber eher hörbar, wie für den Bruder und seinen Freund.“

Miriam schweigt, fügt dann hinzu: „Die Frau im Zug hat ganz viel geweint und war irgendwie depressiv. Das war schon sehr traurig.“

Trauer

Therapeutin: „Du konntest also die Trauer und den Schmerz bei ihr erkennen. Das war für dich fühlbar. Das finde ich sehr wichtig, dass du das so bemerkt hast. Auch hier wirkst du jetzt traurig. Ich habe dich auf etwas angesprochen, was dir sehr unangenehm ist. Wir sollten gemeinsam überlegen, wo bei dir die Trauer sitzt, was dich zum Weinen bringt.“

Miriam: „Ja, Streit, wenn Mama und Papa streiten. Streit erinnert mich an früher.“

Die Behandlerin und Miriam kommen über die übergewichtige Frau im Zug zum Gefühl der Ohnmacht bei der Patientin, die sie seit der Kindheit begleitet. Die Therapeutin spricht auch die Ohnmacht ihres Magens an. Das Gespräch nimmt eine glückliche Wendung. Miriam erinnert sich, dass sie immer den Ausweg zur Tante Klara habe, „so etwas hatte die Frau im Zug wohl nicht.“ Sie erinnert sich nun, dass ihre Eltern auch mal „nette Sachen“ mit ihnen gemacht hätten, Sonntagsausflüge zu Verwandten, an einen Badesee, in den Zoo und Ähnliches.

Im weiteren Verlauf spielen die Behandlerin und Miriam durch, wie es wäre, wenn jemand bei den Essanfällen und beim Erbrechen dabei wäre und auch noch jemand dazukäme wie der Zugbegleiter. Miriam empfindet Scham und Ekel, Gefühle, die vorher bei ihr zum Rückzug geführt haben. Der Zugbegleiter scheint das strafende Über-Ich der Patientin zu verkörpern.

5.3.6 Weitere Verbesserung der strukturellen Funktionen

Nach dieser Behandlungsphase hätte Miriam gerne einen Termin ausfallen lassen. Die Therapeutin plädiert für Verlegung, schlägt Alternativen vor. Miriam ist nicht begeistert. Die Behandlerin hat, ohne es zu wissen, Alternativzeiten genannt, die den mittäglichen Ess- und Brechanfällen vorbehalten sind.

Therapeutin: „Ich verstehe, dass ich meine Termine in deine Essenszeiten lege. Aber ich glaube, das versuchen wir jetzt einfach mal." Miriam kommt zum Termin, was die Behandlerin sehr freut. Sie wirkt nervöser als sonst, auch die Therapeutin ist besorgt, ob sie diese Anspannung gemeinsam mit ihr aushält. Es gelingt ganz gut, doch die Behandlerin steht plötzlich stark unter Druck. Sie fühlt sich an den Beginn der Therapie erinnert. Sie produziert ein Thema nach dem anderen. Am Ende der Stunde spricht die Behandlerin an, wie Miriam den Tag jetzt weiter gestalten wolle.

Symptomdruck in der Therapie

Miriam: „Ich treffe mich gleich noch mit einer Freundin. Wir wollen ein Eis essen und für Mathe lernen." Sie holt ihren Ess- und Brechanfall nicht nach. Dies ist die größte Befürchtung der Behandlerin, die nun häufiger ihre Termine in diese Zeit legt. Miriam versteht das Prinzip relativ schnell. Sie beginnt mit Fahrstunden, legt auch diese in die Ess- und Brechzeiten, ist stolz, wenn sie es geschafft hat, einen Essanfall weniger zu bekommen. Dies gelingt immer besser. Die Schule, Gruppenaktivitäten und Freunde nehmen mehr Zeit in Anspruch, sodass sie nicht mehr genügend Spielraum für ihre Symptomatik hat. Sie scheint sich besser bemuttern zu können. Gleichzeitig bemerkt die Behandlerin, dass bereits über 40 Behandlungsstunden von 60 verstrichen sind, und spricht die Frage der Frequenz und der Beendigung an.

Miriam: „Oh Gott, nein, nur noch so wenig. Das geht gar nicht."

Therapeutin: „Ich verstehe, dass du jetzt Angst hast, wo wir doch so gut zusammenarbeiten und du dich mir sehr anvertraut hast. Andererseits bemerke ich, dass du viele Situationen, in denen du Essanfälle hattest und erbrichst, jetzt besser bewältigen kannst. Du verstehst besser, welche Gefühle hier eine Rolle spielen, kannst diese klarer wahrnehmen und auch besser und länger aushalten."

Im Außen nimmt Miriam eine engere Beziehung zu einem Mädchen aus der Ökologiegruppe auf. Diese gesteht ihr nach einer Weile, dass sie auch eine Essstörung hatte, die sie allerdings weitgehend überwunden habe. Die Gespräche mit ihr stabilisieren Miriam weiter. Zudem hat sie intensiveren Kontakt zu dem Jungen aus dem Tanzkurs, der allerdings nach einer Annäherungsphase doch kein näheres Interesse an einer engen Beziehung entwickelt, die sich Miriam eigentlich erhofft hatte, nachdem sie selbst zuerst eher distanziert war. Die Enttäuschung verarbeitet sie ohne Verschlechterung der Essstörungsproblematik. Sie kann ihre Traurigkeit zulassen, fühlt sich auch betrogen, kann aber auch positive Aspekte dieser Begegnung sehen.

Enttäuschung ohne Essanfall

Miriam wird nun vermehrt eingeladen. Auch Oskar meldet sich wieder. Er schreibt ihr eifrig über WhatsApp und andere Kanäle. Diese unerwartete Bestätigung lässt in ihr wieder die Hoffnung auf eine Beziehung entstehen. Allerdings wird bald deutlich, dass Oskar dies wieder nicht ernst meint. Miriam kann allmählich Wut äußern, erbricht aber wieder häufiger. Es kann mit ihr gut erarbeitet werden, dass sie hier die Aggression wieder gegen sich selbst bzw. ihren Körper richtet.

In der Folgezeit kommt es zu einer vorsichtigen, aber stetigen Annäherung an einen weiteren jungen Mann, mit dem sie sich schließlich anfreundet. Sie wirkt gelöster und zufriedener. Häusliche Streitigkeiten der Eltern führen immer wieder auch zu Essattacken. Die Mutter und auch der Vater neigen wieder zu Parentifizierung der Kinder, insbesondere von Miriam bzw. zu Intensivierung der ödipalen Versuchungssituationen. Miriam kann sich allerdings distanzieren. Dennoch eskaliert die Situation zwischen Miriam und ihrer Mutter so heftig, dass diese mit Klinikeinweisung der Patientin droht. In einem Elterngespräch kann erarbeitet werden, dass vor allem die Mutter versucht, ihre Trennungsängste, allein mit ihrem Mann daheim zurückzubleiben, während die Kinder sich langsam ablösen, auf diese Weise aggressiv abzuwehren. All dies kann mit den Eltern soweit bearbeitet werden, dass diese nun endlich eine Paartherapie aufnehmen.

Streitigkeiten der Eltern und Essattacken

5.4 Beendigungsphase

Die letzten Termine werden im 14-tägigen Abstand durchgeführt. Miriam ist selbstständiger, hat den Führerschein gemacht. Jetzt geht es um die Berufswahl. Auch hier werden die Trennungsängste der Eltern wieder virulent, sie raten Miriam von ihrem Berufswunsch, Ärztin zu werden, ab. Dies sei „zu belastend" für sie. Die Mutter sieht Miriam lieber als Juristin in der Verwaltung. Die Essanfälle sind deutlich reduziert. Miriam bemüht sich schon länger selbstständig um regelmäßiges Essen, wie ihr auch mehrfach empfohlen worden war. Die Heißhungerattacken lassen nach und sie wirkt insgesamt recht zufrieden.

Zum Abschluss der Therapie bedanken sich sowohl Miriam als auch die Eltern, deren Kühlschrank jetzt deutlich voller bleibt.

Zusammenfassend können die Therapeutin und Miriam bilanzieren, dass die Bulimie von Miriam eine lange, mehrgenerationale Vorgeschichte hatte, dass die Neigung zu impulsivem Handeln bei gleichzeitig hohen Perfektionsansprüchen einen enormen Druck auf die gesamte Familie ausübte, dass der Schlankheitsdruck der Patientin sowohl familiär als auch durch die entwertende, beschämende Erfahrung mit Oskar gefördert wurde und dass sie bis zur Aufnahme der Therapie, wie ihre Familie insgesamt, wenig Zugang zu Gefühlen von Traurigkeit, Niedergeschlagenheit, Kränkung, Beschämung, Angst, alles Zeichen von „Schwäche", und auch Wut hatte, worüber sie jetzt besser verfügt, zudem, dass sie diese Gefühle nun besser direkt oder mithilfe von Tanzen bzw. Bewegung und Malen „ins Lot" bringen kann.

Verbesserter Zugang zu Gefühlen

Zudem erweist sich die neue Partnerschaft als stabil. Sie hilft ihr, sich weiter vom Elternhaus zu trennen. Die Eltern rangeln um ein Festhalten der Patientin in ihrer parentifizierten und ödipal gebundenen Situation. Miriam kann den Loyalitätskonflikt aushalten und die entsprechenden Verantwortlichkeiten mehr den Eltern überlassen, hier eine klarere Generationsgrenze ziehen. Es kommt also zu deutlichen Veränderungen auf der strukturellen, Konflikt- und Beziehungsebene. Das Selbst- und Objekterleben verbessert sich ebenso wie die Regulierung unangenehmer Affekte. Der direkte Einbezug der Symptomatik in die Behandlung und in die unterschiedlichen Erlebens- und Verarbeitungsaspekte wie auch die Thematisierung des schlechten Körpergefühls und der Körperablehnung führen zu deutlichen Fortschritten bei der Überwindung der Symptomatik.

Den Loyalitätskonflikt aushalten

6 Skizzierung der Studie

Unsere Studie wurde zwischen 2005 und 2012 in den beiden Studienzentren Klinik für Allgemeine Psychiatrie, Universitätsklinikum Heidelberg, und Klinik für Psychosomatische Medizin und Psychotherapie, Universitätsmedizin Göttingen, in Kooperation mit dem Institut für Analytische Kinder-und Jugendlichenpsychotherapie Heidelberg, dem Lou Andreas-Salomé-Institut für Psychoanalyse und Psychotherapie Göttingen, dem Zentrum für Psychologische Psychotherapie des Instituts für Psychologie Heidelberg und dem Therapie- und Beratungszentrum des Instituts für Psychologie der Universität Göttingen durchgeführt (s. Stefini et al., 2017).

6.1 Studiendesign, Ein- und Ausschlusskriterien, Zielkriterium, Messinstrumente

Abbildung 3 zeigt das Design der Studie. Hauptmesszeitpunkte waren:

- T1: Therapiebeginn,
- T2: 30. Stunde,
- T3: Therapieende (60. Std.),
- T4: 1-Jahres Follow-up.

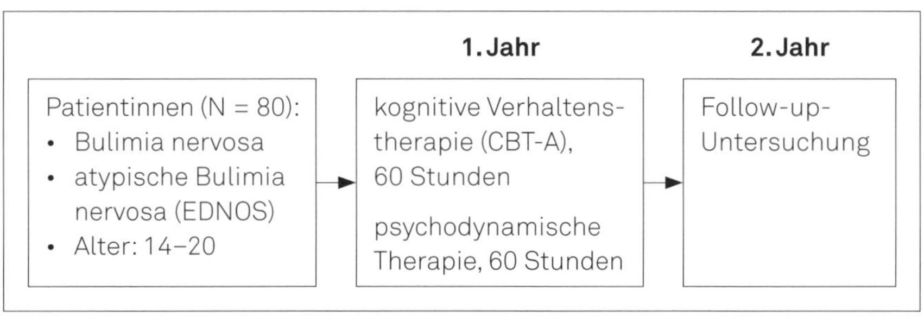

Abbildung 3: Studiendesign

Die Rekrutierung erfolgte über die regulären ambulanten Sprechstunden der beteiligten Kliniken und Institute sowie über Annoncen in lokalen Zeitungen und Internetauftritte.

Diagnosestellung

Die Diagnose der BN und atypischen BN erfolgte nach dem DSM-IV. Als atypische BN wurden Krankheitsbilder mit weniger als zwei Essanfällen und anschließender Gegensteuerung pro Woche angesehen.

Ausschlusskriterien waren: Diagnose einer AN, andere schwere körperliche oder psychische Erkrankungen wie Psychosen, Alkohol- oder Drogenmissbrauch oder Sucht, Aufmerksamkeitsdefizit-/Hyperaktivitätsstörungen (ADHS) oder ein IQ unter 80, zudem eine laufende psychotherapeutische oder psychiatrisch-medikamentöse Behandlung.

Die psychischen Störungen wurden durch das Strukturierte Klinische Interview für DSM-IV (SKID; Wittchen et al., 1997) und das Eating Disorder Examination(EDE)-Interview (Hilbert, Tuschen-Caffier & Ohms, 2004) festgestellt. Die Teilnehmerinnen gaben ein schriftliches informiertes Einverständnis (informed consent), bei Teilnehmerinnen, die jünger als 18 Jahre waren, wurde dies auch von den Eltern eingeholt.

Die Behandlungen wurden von jeweils 15 Therapeutinnen und einem Therapeuten pro Therapiearm durchgeführt. Diese wurden separat im jeweiligen Verfahren trainiert. Die 3., 30. und 55. Stunde wurden aufgezeichnet, um die Manualtreue unabhängig und blind zu raten.

Zielkriterium war die Remissionsrate der BN bzw. atypischen BN. Es wurde aufgrund des damaligen Forschungsstandes eine Überlegenheit der CBT-A erwartet (Remissionsrate 40 % gegenüber 20 % bei psychodynamischer Psychotherapie).

Untersuchungsinstrumente waren:

- *Expertenrating:* SKID I und II (Wittchen et al., 1997), EDE (Eating Disorder Examination; Hilbert, Tuschen-Caffier & Ohms, 2004), BSS-K (Beinträchtigungsschwere-Score für Kinder und Jugendliche; Fahrig, Kronmüller, Hartmann & Rudolf, 1996), GAF (Skala zur globalen Erfassung des Funktionsniveaus; Saß et al., 2003), GARF (Skala zur globalen Erfassung des Funktionsniveaus von Beziehungen; Saß et al., 2003), Bindungsstil, OPD-KJ,
- *Selbsteinschätzung:* EDE-Q (Hilbert & Tuschen-Caffier, 2006), EDI (Eating Disorder Inventory; Paul & Thiel, 2004), SCL-90-R (Franke, 2002), TOSCA (Test of Self-Conscious Affect for Children and Adolescents; Kronmüller et al., 2008), Familienbögen (Cierpka & Frevert, 1994), FTB (Fragebogen zur therapeutischen Beziehung; Kronmüller et al., 2003),
- *Eltern:* Familienbögen, Symptome,
- *Therapeuten:* FTB.

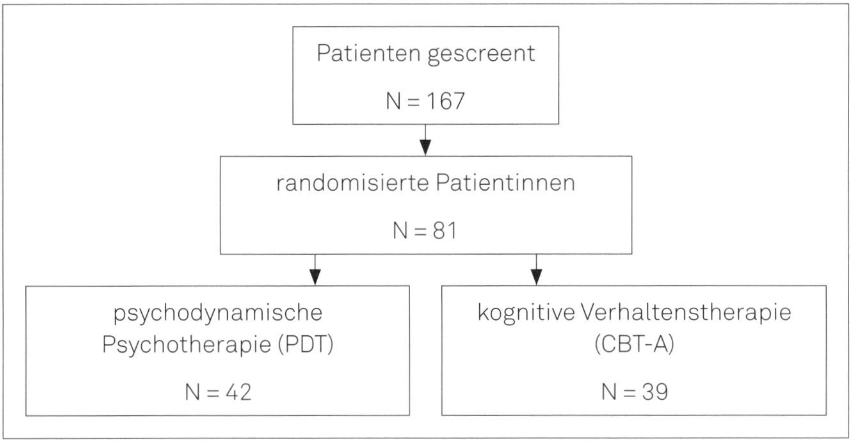

Abbildung 4: Rekrutierte Patientinnen

Abbildung 4 zeigt die Rekrutierung und randomisierte Zuweisung zu den Treatment-Gruppen.

6.2 Behandlungen

Die psychodynamische Psychotherapie folgte der Kurzfassung des hier ausführlich dargestellten Manuals (Reich et al., 2014).

Phasen der CBT-A

Die manualisierte kognitiv-behaviorale Therapie (CBT-A) folgte dem von Fairburn und Mitarbeitenden etablierten Manual (vgl. Kap. 2.1; Bents, 2010; Fairburn, 2012; Fairburn et al., 2003) mit seinen Erweiterungen auf die Behandlung von Perfektionismus, geringem Selbstwertgefühl und interpersonellen Problemen, wobei der Behandlungsumfang dem üblichen Rahmen für Verhaltenstherapie in der Richtlinienpsychotherapie angepasst wurde. Die Behandlung verlief in 5 Phasen. In Phase 1 lag der Fokus auf der Exploration des problematischen Verhaltens, der Aufklärung der Patientin über die Störung und die Behandlung, der Motivierung und dem Aufbau einer zuverlässigen Arbeitsbeziehung. Phase 2 fokussierte auf eine Normalisierung des Essverhaltens und eine Reduzierung der kompensatorischen Maßnahmen durch Essprotokolle und Aufklärung über Gewicht sowie mit dem Essverhalten verbundene physiologische Prozesse. In Phase 3 wurden dysfunktionale Kognitionen und Ängste bezüglich des Essens, des Gewichts und der Figur bearbeitet. In Phase 4 wurde darüber hinaus bei gegebener Notwendigkeit ein Training sozialer Kompetenzen, der Affektregulierung und der Problemlösung durchgeführt, um der Essstörung eventuell zugrunde liegende Probleme zu bearbeiten. Der letzte Behandlungsabschnitt diente der Rückfallprophylaxe. Die Autonomie der Patientin und ihre Selbstwirksamkeit in der Regulierung des Essverhaltens wurden in Hinblick auf antizipierte Stressoren und problematische Situationen gestärkt, wobei die Patientin auf in der Therapie erworbene und als hilfreich erlebte Fertigkeiten (skills) für die kritischen Situationen zurückgreifen lernen sollte. Phase 1 bis 4 umfassten auch ein bis zwei Sitzungen mit signifikanten Bezugspersonen, die in Phase 5 weitergeführt werden konnten, wenn nötig.

6.3 Charakteristika der Patientinnen

Tabelle 5 gibt einen Überblick über die Stichprobe. Hier zeigen sich bezüglich soziodemografischer Variablen, der Zuordnung zu den Gruppen BN/atypische (partial) BN, etwaiger Vorbehandlungen sowie der Belastung durch die Essstörung keine Unterschiede zwischen den Gruppen. Der Anteil der Patientinnen mit vorhergehender Diagnose einer affektiven Störung war im psychodynamischen Behandlungsarm signifikant höher. 35 % der Patientinnen lebten nicht mehr im Elternhaus.

Tabelle 5: Charakteristika der eingeschlossenen Patientinnen (Intention-to-treat; Anzahl der Patientinnen bzw. Mittelwerte [M] und Standardabweichungen [SD])

Charakteristik	CBT-Gruppe (N = 39)	PDT-Gruppe (N = 42)	Gesamt (N = 81)	Statistik
Alter/Jahre: M (SD)	18.8 (2.3)	18.6 (1.4)	18.7 (1.9)	p = 0.53
Diagnose BN/atypische (partial) BN	29/10	34/8	63/18	p = 0.48
Komorbide Diagnosen	18	15	33	p = 0.34
Erkrankungsdauer in Jahren: M (SD)	3.5 (1.9)	4.1 (3.3)	3.8 (2.8)	p = 0.39
Ausbildung				p = 0.27
• noch Schülerin	17	23	40	
• Hauptschule	0	2	2	
• Realschule	3	4	7	
• Abitur	19	13	32	
Familienstand				p = 0.06
• Single	24	17	41	
• mit Partner	15	25	40	

Tabelle 5: Fortsetzung

Charakteristik	CBT-Gruppe (N = 39)	PDT-Gruppe (N = 42)	Gesamt (N = 81)	Statistik
Frühere psychiatrische Diagnose (ohne Essstörung)	10	3	13	p < 0.02*
Frühere Essstörungsdiagnose				p = 0.58
• **AN**	9	6	15	
• **BN**	7	8	15	
• **Binge-Eating-Störung**	1	0	1	
Frühere Behandlung wegen Essstörung				p = 0.11
• **stationär**	2	4	6	
• **ambulant**	4	5	9	
• **beides**	9	2	11	
EDE-Maße: M (SD)				
• **Häufigkeit Essanfälle**	16.31 (15.2)	16.24 (15.2)	16.27 (15.1)	p = 0.98
• **Häufigkeit Erbrechen**	19.49 (20.2)	24.31 (25.5)	21.99 (23.1)	p = 0.35
• **Gesamtwert**	3.29 (1.1)	3.28 (1.1)	3.28 (1.1)	p = 0.97
• **gezügeltes Essen**	3.64 (1.3)	3.34 (1.3)	3.50 (1.3)	p = 0.38
• **essensbezogene Sorgen**	2.44 (1.3)	2.91 (1.2)	2.68 (1.3)	p = 0.10
• **Gewichtssorgen**	3.32 (1.6)	3.14 (1.4)	3.23 (1.5)	p = 0.58
• **Figursorgen**	3.76 (1.4)	3.70 (1.3)	3.73 (1.3)	p = 0.82

Anmerkungen: N = Anzahl Patienten, CBT = kognitiv-behaviorale Therapie, PDT = psychodynamische Therapy, EDE = Eating Disorder Examination

Patientinnen mit atypischer BN unterschieden sich signifikant von solchen mit voll ausgebildeter BN nach DSM-IV, sowohl im Gesamtwert des EDE (M_{BN}=3.42 vs. $M_{atyp\,BN}$=2.82, t=2.12, p=.04), der Häufigkeit der Essanfälle (M_{BN}=18.40 vs. M_{atypBN}=8.83, t=3.30, p=.002). Beide Gruppen hatten Essstörungswerte im klinisch bedeutsamen Bereich.

6.4 Ergebnisse

Die durchschnittliche Anzahl (SD) von Therapiesitzungen betrug 33.0 (25.3) für die CBT-A und 40.7 (22.2) für die psychodynamische Therapie (PDT), mit keinem signifikanten Gruppenunterschied ($p<.15$). Insgesamt betrug die Anzahl der „Drop-outs" 15 von 39 bei der CBT-A (38.5 %) und 9 von 42 bei der PDT (21.4 %), auch hier bestand kein signifikanter Unterschied. Zur Einschätzung der Manualtreue (Adhärenz) wurde eine Checkliste mit Items eingesetzt, die die wesentlichen Merkmale des jeweiligen Behandlungsarmes erfassten. Die mittleren Ergebnisse der Manualtreue rangierten von 0 bis 2, mit einem Mittelwert von 1.16 (SD 0.38) für CBT-A und 0.92 (SD 0.43) für PDT. Dies zeigt einen geringeren Bereich akzeptabler Manualtreue für die PDT an.

Manualtreue (Adhärenz)

6.4.1 Primäres Behandlungsergebnis

Am Behandlungsende hatten 13 CBT-A-Patientinnen (33.3 %) und 13 PDT-Patientinnen (30.2 %) keine Essstörungsdiagnose mehr. Die Patientinnen in beiden Behandlungsarmen hatten ähnliche Remissionsraten ohne signifikante Gruppenunterschiede ($c^2=0.05$, $p=.81$; odds ratio [OR] = 1.12, 95 %-CI = 0.44–2.84). Die Effektstärke bezüglich der Remission zwischen den Gruppen unterschied sich nicht signifikant ($h=0.05$). Die Effektstärke für Remission innerhalb der Gruppen betrug $h=1.22$ für CBT-A und $h=1.18$ für PDT.

Ähnliche Remissionsraten ohne signifikante Gruppenunterschiede

Im CBT-A-Arm hatten 15 Patientinnen (38.46 %) noch die Diagnose BN und 11 (28.21 %) die Diagnose atypische (partial) BN. Vier Patientinnen (10.26 %) mit BN zu Behandlungsbeginn hatten nur noch eine atypische (partial) BN, was für eine Reduktion der Essstörungspathologie spricht.

Im PDT-Arm hatten 16 Patientinnen (38.10 %) am Therapieende die Diagnose BN und 13 (30.95 %) erfüllten die Kriterien für eine atypische (partial) BN. 7 Patientinnen (16.67 %) mit einer vollen BN-Diagnose zu Behandlungsbeginn erfüllten nur noch die Kriterien für eine atypische (partial) BN am Therapieende.

6.4.2 Sekundäre Behandlungsergebnisse

Signifikante Abnahme der bulimischen Symptomatik und psychischen Belastung in beiden Therapiearmen

Die sekundären Behandlungsergebnisse werden in Tabelle 6 präsentiert. Bei den CBT-A-Patientinnen nahm die Häufigkeit der Essanfälle und des Erbrechens signifikant (alle $p<.001$) vom Therapiebeginn zum -ende ab. Diese Patientinnen verbesserten sich signifikant in allen EDE- und EDE-Q-

Maßen (alle p<.001). Ihre allgemeine psychopathologische Belastung („global severity index“, GSI, erfasst im SCL-90-R) nahm in diesem Zeitraum ebenfalls ab (p<.001). Zudem fanden sich mittlere Effektstärken innerhalb der Gruppe für die Häufigkeit von Essanfällen (d=0.61) und des Erbrechens (d=0.66). Die EDE-Interview- und EDE-Q-Skalen zeigten mittlere bis hohe Effektstärken von d=0.57 für EDE „Gewichtssorgen” bis d=0.82 für den EDE-Q-Gesamtwert. Bei der generellen psychischen Belastung („global severity index“, GSI, SCL-90-R) zeigte sich eine mittlere Effektstärke.

PDT-Patientinnen zeigten eine signifikante Abnahme der Häufigkeit von Essanfällen (p=.01) und des Erbrechens (p=.05). Die EDE- und EDE-Q-Maße zeigten ebenfalls signifikante Verbesserungen (alle p<0.1). Die generelle psychische Belastung (GSI, SCL-90-R) nahm ebenfalls signifikant ab (p<.001). Im psychodynamischen Arm fanden sich kleine Effekte innerhalb der Gruppe bezüglich der Häufigkeit der Essanfälle (d=0.44) und des Erbrechens (d=0.31). Die EDE- und EDE-Q-Skalen zeigten mittlere (d=0.53, EDE-Q Gezügeltes Essverhalten) bis hohe (d=1.10, EDE Sorgen um das Essen) Effektstärken, bezüglich der generellen psychischen Belastung (GSI, SCL-90-R) zeigte sich ein kleiner Wert (d=0.24).

Der Vergleich zwischen den Behandlungsarmen zeigte keine signifikante Interaktion zwischen Behandlungsarmen über die Zeit in den abhängigen Variablen. Der Vergleich der zwei Behandlungsarme zeigte keine (d<0.2) bis kleine (d=0.2) Effektstärken zwischen den Gruppen. Die kleinen Effekte von d=0.26 für das Erbrechen und von d=0.23 für die Essanfälle zeigten einen geringfügigen Vorteil für CBT-A beim Reduzieren dieser Verhaltensweisen. Eine ähnliche Effektstärke zeigte sich für den EDE-Q „Gezügeltes Essverhalten“ (Restraint; d=0.25). Die kleine Effektstärke für „Sorgen wegen des Essens“ im EDE (Sorgen um das Essen; d=0.35) zeigte eine stärkere Reduktion bei den PDT-Patientinnen.

Tabelle 6: Primäre und sekundäre Behandlungsergebnisse

	CBT (N = 39)						PDT (N = 42)							
	Prä		Post		p_w	ES_w	Prä		Post		p_w	ES_w	p	ES_b
Diagnose ja/nein	39/0	100/ 0 %	26/ 13	66.7/ 33.3 %		1.22	42/0	100/ 0 %	30/ 12	69.8/ 30.2 %		1.18	0.82	0.05
	M	SD	M	SD	p_w	ES_w	M	SD	M	SD	p_w	ES_w	p	ES_b
EDE														
• **Gesamtwert**	3.29	1.08	2.23	1.41	<.001	0.74	3.28	1.09	2.05	1.39	<.001	1.06	0.54	-0.12
• **Gezügeltes Essen**	3.33	1.36	2.09	1.48	<.001	0.74	3.38	1.33	2.11	1.49	<.001	0.88	0.91	0.02
• **Essens-bezogene Sorgen**	2.44	1.30	1.36	1.41	<.001	0.66	2.91	1.23	1.39	1.43	<.001	1.10	0.19	-0.35
• **Gewichts-sorgen**	3.32	1.57	2.41	1.65	<.001	0.57	3.14	1.44	2.13	1.66	<.001	0.68	0.78	-0.05
• **Figursorgen**	3.76	1.36	2.76	1.71	<.001	0.60	3.70	1.26	2.57	1.61	<.001	0.81	0.72	-0.06
Objektive Essanfälle/ 28 Tage	16.31	15.21	6.26	9.76	<.001	0.61	16.24	15.20	8.81	12.55	0.01	0.44	0.48	0.23

Tabelle 6: Fortsetzung

	CBT (N = 39)						PDT (N = 42)							
	Prä		Post		p_w	ES_w	Prä		Post		p_w	ES_w	p	ES_b
Häufigkeit Erbrechen/ 28 Tage	19.49	20.20	6.46	9.88	<.001	0.66	24.31	25.49	14.83	22.97	0.05	0.31	0.54	0.26
EDE-Q														
• Gesamtwert	3.69	1.20	2.54	1.66	<.001	0.82	3.19	1.39	2.43	1.60	<.001	0.73	0.60	0.16
• Gezügeltes Essen	3.67	1.35	2.61	1.81	<.001	0.62	2.96	1.28	1.93	1.64	<.001	0.53	0.39	0.25
• Essensbezogene Sorgen	3.01	1.46	1.87	1.49	<.001	0.75	3.24	1.69	2.27	1.81	<.001	0.66	0.74	0.08
• Gewichtssorgen	3.81	1.59	2.69	1.91	<.001	0.71	3.94	1.38	2.74	1.72	<.001	0.60	0.67	0.12
• Figursorgen	4.23	1.48	3.06	1.90	<.001	0.71	3.33	1.23	2.34	1.54	<.001	0.77	0.95	0.01
SCL-90-R GSI	1.07	0.55	0.89	0.59	<.001	0.51	0.95	0.47	0.86	0.48	<.001	0.24	0.35	0.16

Anmerkungen: ES_w = Effektstärke innerhalb der Gruppen; p = χ^2 und Interaktionseffekt Therapie × Zeit; p_w = Signifikanzniveau; ESb = Effektstärke zwischen den Gruppen; EDE = Eating Disorder Examination; EDE-Q = Eating Disorder Examination Questionnaire; SCL-90 = Symptom Check Liste; GSI = Global Severity Index

6.4.3 Katamnese

Die Katamnese 12 Monate nach Beendigung der Therapie zeigte weitere Verbesserungen oder Stabilität der Ergebnisse. In dieser Zeit erhielt keine der Studienteilnehmerinnen weitere Behandlung. Zum Katamnesezeitpunkt waren 15 (38.5 %) der mit CBT-A behandelten Patientinnen remittiert. Insgesamt 13 (30.2 %) hatten weiterhin die BN-Diagnose und 10 (25.6 %) die einer atypischen (partial) BN. Im PDT-Arm waren 13 (31 %) remittiert. Insgesamt 14 (33.3 %) hatten weiterhin eine BN-Diagnose und 15 (35.7 %) eine atypische (partial) BN. Die Remissionsraten waren also bei der Katamnese stabil (CBT: $c^2=1.74$, $p=.42$; PDT: $c^2=0.74$, $p=.69$) mit keiner signifikanten Differenz zwischen den Behandlungsarmen ($c^2=0.51$, $p=.48$). Die Häufigkeit der Essanfälle (MW=6.9, SD=10.9) und des Erbrechens (MW=7.3, SD=10.1) blieb in der CBT-A-Gruppe im Katamnesezeitraum konsistent. Es gab diesbezüglich keine signifikanten Veränderungen zwischen Therapieende und Katamnese (Essanfälle: $F_{1,38}=1.89$, Erbrechen: $p=.18$; $F_{1,38}=2.06$, $p=.16$). Bei den PDT-Patientinnen blieb die Häufigkeit der Essanfälle (MW=8.7, SD=12.5; $F_{1,42}=0.01$, $p=.92$) in den 12 Monaten nach Behandlungsende ebenfalls stabil. Es kam zu einer leichten Verbesserung bezüglich des Erbrechens (MW=12.4, SD=19.9), wobei sich ebenfalls keine signifikanten Effekte ergaben ($F_{1,42}=0.87$, $p=.36$).

Stabilie Remissionsraten bei Katamnese

Es ergaben sich zudem keine signifikanten Effekte bezüglich Zeit und Behandlungsarm für die Häufigkeit der Essanfälle ($F_{1,79}=0.43$, $p=.51$) und des Erbrechens ($F_{1,79}=1.53$, $p=.22$). Insgesamt blieben die Therapieergebnisse in beiden Behandlungsarmen auch 12 Monate nach Behandlungsende stabil.

6.4.4 Die „Completer“-Stichprobe

Interessant in unserem Zusammenhang sind die Daten der Patientinnen, die die Behandlung zu Ende geführt haben, die sog. Completer. Wie wirkungsvoll sind die Behandlungen hier? Die Completer-Stichprobe umfasste N=57 Patientinnen. Es wurden im Durchschnitt 50.35 Sitzungen durchgeführt (SD=13.9; Range 30 bis 60 Sitzungen). Im PDT-Arm waren hier N=33 Patientinnen, im CBT-A-Arm N=24. Die Anzahl der durchgeführten Sitzungen in den beiden Therapiearmen unterschied sich nicht (PDT: M=50.00, SD=14.4; CBT-A: M=50.83, SD=13.4). Zunächst ist festzuhalten, dass die Dauer der Behandlung offensichtlich einen Einfluss auf die Effekte hatte (vgl. Tab. 7).

Die Behandlungsdauer ist wichtig

Hier zeigten sich keine signifikanten Unterschiede zwischen PDT und CBT-A (vgl. Abb. 5).

Tabelle 7: EDE-Werte Completer-Stichprobe; Effektstärken (ES) gegenüber Behandlungsbeginn

EDE-Skala	30. Sitzung	Therapieende
Gezügeltes Essen	0.43	1.00
Essensbezogene Sorgen	0.43	1.05
Gewichtssorgen	0.36	0.79
Figursorgen	0.41	0.94
Gesamt	*0.48*	*1.16*

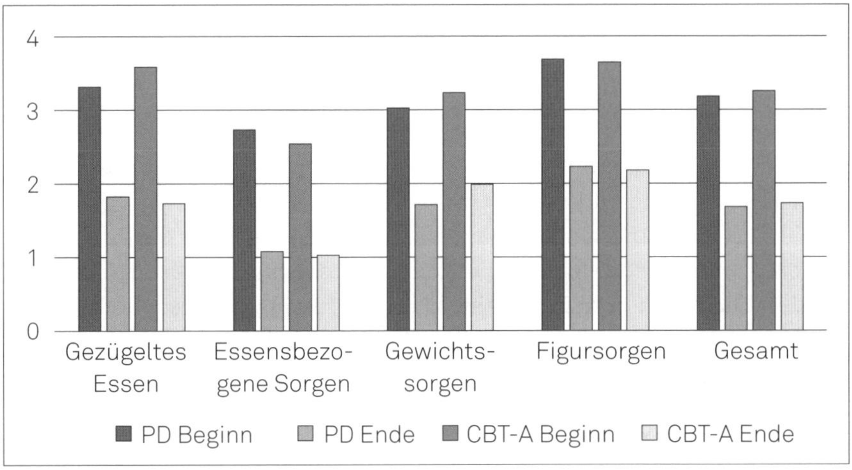

Abbildung 5: EDE-Werte für die Completer-Stichprobe nach Therapieverfahren

In der psychodynamischen Psychotherapie (N=33) hatten bei Therapieende keine Essstörungsdiagnose 13 (39.39 %), die Diagnose BN (F50.2, ICD-10) 11 (33.33 %), eine atypische (partial) BN (F50.3) 9 (27.3 %) sowie eine nicht näher bezeichnete Essstörung (F50.9) 0 Patientinnen. In der CBT-A (N=24) hatten keine Essstörungsdiagnose 13 (54.16 %), eine BN-Diagnose (F50.2) 3 (12.5 %), eine atypische BN (F50.3) 7 (29.17 %) Patientinnen, eine nicht näher bezeichnete Essstörung (F50.9) 1 (4.16 %) Patientin.

Insgesamt waren 75 % der Patientinnen ohne Diagnose einer BN und 46 % ohne Essstörungsdiagnose nach Therapieende. Es gab keine signifikanten Unterschiede zwischen den Verfahren. Insgesamt hatten 24 % der Patientinnen mit der Volldiagnose einer BN (F50.2) zu Therapieende eine atypische (partial) BN (F50.3). Keine Patientin mit einer atypischen (partial) BN bekam die Volldiagnose einer BN. Die Essattacken nahmen signifikant ab (16.9–5.0; $F=24.8$; $p<0.0001$), ebenso das Erbrechen (22.3–6.1; $F=16.8$; $p<0.0001$).

6.4.5 Begrenzungen der Studie

Unsere Studie hatte nicht die statistische Power für eine Äquivalenzanalyse der beiden Therapieverfahren. Zudem wurde keine Warte-Kontrollgruppe eingerichtet und untersucht. Weil BN rasch chronifiziert, wäre eine Wartezeit von einem Jahr ethisch nicht vertretbar gewesen. Obwohl junge Patientinnen in einem frühen Krankheitsstadium angesprochen werden sollten, vergingen im Schnitt 5.5 Monate bis zum Beginn der Therapie. Eine Wartegruppe hätte dieses Problem verschärft.

Keine Warte-Kontrollgruppe

Studien zeigen eine Stabilität von 30 Monaten im Verlauf von BN-Erkrankungen (Mills et al., 2012), sodass angenommen werden kann, dass die gefundenen Effekte auf die Therapie zurückzuführen sind. Die Therapiedauer von maximal 60 Sitzungen entspricht deutschen Standards für psychodynamische Therapie und kognitive Verhaltenstherapie. In anderen Studien ist die Verhaltenstherapie deutlich kürzer. Es ist möglich, dass durch die längere Dauer der Verhaltenstherapie nicht die raschen Erfolge erreicht wurden, die durch den Druck einer kürzeren Behandlungsdauer erreicht werden können. Ein Vergleich beider Verfahren in Kurzzeittherapien wäre sinnvoll.

Die Drop-out-Rate von 30 % entspricht der anderer Studien bei diesem Krankheitsbild. Zudem handelt es sich um eine Altersgruppe, in der Lebensveränderungen (Beginn des Studium oder der Berufsausbildung) mit Ortswechseln stattfinden. Diese waren häufige Gründe für das Ausscheiden. Darüber hinaus ist bei Jugendlichen die Krankheitseinsicht oft nicht sehr ausgeprägt, bei Patientinnen mit BN demgegenüber das Vermeidungsverhalten sehr. Dass die Dropout-Rate bei der CBT höher lag als bei der PDT, mag auch auf die vergleichsweise längere Therapiedauer zurückzuführen sein. Eine weitere Begrenzung liegt in der Beschränkung auf weibliche Jugendliche und junge Erwachsene, männliche an BN Erkrankte wurden nicht miteinbezogen.

7 Resümee und Ausblick

Die vorliegende weltweit erste und bisher einzige Studie bei Jugendlichen und jungen Erwachsenen mit psychodynamischer Psychotherapie bei BN zeigt, dass diese bei einer so hartnäckigen psychosomatischen Erkrankung wie BN ebenso erfolgreich sein kann wie die Therapie nach dem bisherigen „Goldstandard" in der Behandlung von Erwachsenen, der CBT-E.

Dies bestätigt die Beobachtung von Fonagy et al. (2005), dass psychodynamische Psychotherapie vergleichbare Ergebnisse zur kognitiven Verhaltenstherapie (CBT) erzielen kann, wenn sie für die spezielle Symptomatik und den jeweiligen klinischen Kontext modifiziert wurde. Unspezifische psychodynamische Therapie ist der CBT oft unterlegen.

Störungsorientierte psychodynamische Therapie ist ebenso erfolgreich wie kognitive Verhaltenstherapie

Zudem seien kognitive Verhaltenstherapeuten bisher eher bereit, ihr Vorgehen an der jeweiligen Störung orientiert zu modifizieren. Die weit verbreitete Idealisierung theoretischer Annahmen in der Psychoanalyse (vgl. auch Beutel et al., 2020) verhindere diese Anpassung. Stattdessen werde starr an einem allgemeinen Vorgehen festgehalten. Dies sei begleitet von einer mangelnden Untersuchung und Berücksichtigung der tatsächlichen klinischen Praxis. Thomä und Kächele (2006, S. 362) halten fest: „Uniformitätsmythen in Psychoanalyse und Psychotherapie führen zu Selbsttäuschungen."

„Uniformitätsmythen in Psychoanalyse und Psychotherapie führen zu Selbsttäuschungen."

Fonagy et al. (2005) fordern:

- psychodynamische Konstrukte vom Globalen zum Spezifischen weiterzuentwickeln,
- die psychischen Mechanismen, die für Veränderung verantwortlich sind, zu spezifizieren,
- soziale und kontextuelle Einflüsse auf die Entwicklung von Pathologie stärker zu berücksichtigen,
- erfolgreiche psychotherapeutische Interventionen aus anderen Disziplinen in einen psychodynamischen Ansatz zu integrieren sowie die
- Entwicklung einer wissenschaftlichen Haltung: der Wert der Replikation von Beobachtungen soll stärker als deren Einzigartigkeit geschätzt werden.

Diesen Forderungen versuchen wir, in unserem Manual nachzukommen.

Dass der psychodynamische Therapiearm dabei durchaus noch verbesserungsbedürftig ist, zeigen die Daten. Dies liegt sicher mit darin begründet, dass sich die Therapeutinnen und Therapeuten im psychodynamischen Arm schwerer mit der Manualisierung und damit der Umstellung ihres bisherigen Vorgehens taten als die Kolleginnen im CBT-Arm. Ein konsequenteres Beachten des Manuals würde die Zentrierung auf die Störung und damit die Behandlungsmöglichkeiten mit hoher Wahrscheinlichkeit weiter verbessern.

Die „Completer"-Analyse zeigt zudem, dass die erfolgreicheren Bulimie-Behandlungen in beiden Therapie-Armen einen Zeitraum benötigten, der den Rahmen bisheriger Kurzzeittherapien überschreitet. Stabilere und bessere Ergebnisse lassen sich, wie die Studie von Quadflieg und Fichter (2019) vermuten lässt, bei Erwachsenen nur über einen längeren Zeitraum mit mehreren Behandlungsmodi erreichen. Bei Jugendlichen und jungen Erwachsenen scheint dies tendenziell ähnlich zu sein. Verhaltenstherapeuten überlegen inzwischen auch, wie sie die Emotionsregulierung und die Bindungsprobleme in ihren Behandlungen stärker berücksichtigen können, um hier bessere Ergebnisse zu erzielen (vgl. Kap. 2.4).

Unsere Studie hat international Beachtung gefunden (Gorell & Le Grange, 2019). Darüber hinaus gibt es für Jugendliche lediglich Studien zur Familientherapie (vgl. Kap. 2.4). Diese hat sich als effektiv und effizient erwiesen. Der oben zitierten Forderung von Fonagy et al. (2005), den sozialen Kontext zu beachten, wird hier am deutlichsten Rechnung getragen. Der zentrale soziale Kontext von Jugendlichen und jungen Erwachsenen ist in der Regel die Familie.

Kombination mit Familientherapie sinnvoll

Im internationalen Maßstab gesehen, sind die in Deutschland von der Krankenkasse gewährten Psychotherapieleistungen sehr umfangreich. Von daher wird eine kürzere Version unseres Manuals zur Anwendung in anderen Ländern mit beschränkteren Psychotherapiemöglichkeiten gewünscht (Gorell & Le Grange, 2019). Eine Möglichkeit wäre die konsequentere Konzentration auf die skizzierten Eingangsschritte unseres Manuals, eine weitere und wohl die sinnvollste Weiterentwicklung aufgrund der bisherigen Studienlage, eine konsequentere Einbeziehung der Familie in die psychodynamische Behandlung und somit eine Kombination aus beiden Ansätzen. Entsprechende Vorgehensweisen sind bereits skizziert (vgl. Cierpka & Reich, 2010, 2010b; Reich, 2003a, 2011, 2022a).

Literatur

Agras, W.S., Walsh, T., Fairburn, C.G., Wilson, G.T. & Kraemer, H.C. (2000). A multicenter comparison of cognitive-behavioral therapy and interpersonal psychotherapy for bulimia nervosa. *Archives of General Psychiatry, 57,* 459–466. https://doi.org/10.1001/archpsyc.57.5.459

Albayrak, Ö. & Hebebrand, J. (2015). Adipositas als Suchterkrankung. In S. Herpertz, M. de Zwaan & S. Zipfel (Hrsg.), *Handbuch Essstörungen und Adipositas* (2., überarb. Aufl., S. 450–461). Heidelberg: Springer.

Allen, M.S., Robson, D.A. & Laborde, S. (2020). Normal variations in personality predict eating behavior, oral health, and partial syndrome bulimia nervosa in adolescent girls. *Food Science and Nutrition, 8,* 1423–1432. https://doi.org/10.1002/fsn3.1425

American Psychiatric Association (APA). (1980). *Diagnostic and statistical manual* (3rd. ed.). Washington, DC: Author.

American Psychiatric Association (APA). (1987). *Diagnostic and statistical manual* (3rd revised ed.). Washington, DC: Author.

American Psychiatric Association (APA). (1994). *Diagnostic and statistical manual of mental disorders* (4th ed.). Washington, DC: Author.

American Psychiatric Association (APA). (2000). *Diagnostic and statistical manual of mental disorders* (4th ed., Text revision). Washington, DC: Author.

American Psychiatric Association (APA). (2013). *Diagnostic and Statistical Manual of Mental Disorders, fifth edition.* Arlington, VA: American Psychiatric Publishing. https://doi.org/10.1176/appi.books.9780890425596

American Psychiatric Association (APA). (2018). *Diagnostisches und Statistisches Manual Psychischer Störungen – DSM-5* (deutsche Ausgabe herausgegeben von P. Falkai und H.-U. Wittchen, mitherausgegeben von M. Döpfner, W. Gaebel, W. Maier, W. Rief et al., 2., korrigierte Aufl.). Göttingen: Hogrefe.

Arbeitskreis OPD. (Hrsg.). (2014). *OPD-2 – Operationalisierte Psychodynamische Diagnostik. Das Manual für Diagnostik und Therapieplanung* (3., überarb. Aufl.). Bern: Hogrefe.

Arbeitskreis OPD-KJ. (Hrsg.). (2007). *Operationalisierte Psychodynamische Diagnostik im Kindes- und Jugendalter. Grundlagen und Manual* (2. Aufl.). Bern: Hans Huber.

Arbeitskreis OPD-KJ-2. (Hrsg.). (2020). *Operationalisierte Psychodynamische Diagnostik im Kindes- und Jugendalter. Grundlagen und Manual* (3., unveränd. Aufl.). Bern: Hogrefe.

Arcelus, J., Haslam, M., Farrow, C. & Meyer, C. (2013). The role of interpersonal functioning in the maintenance of eating psychopathology: A systematic review and testable model. *Clinical Psychology Review, 33,* 156–167. https://doi.org/10.1016/j.cpr.2012.10.009

Atiye, M., Miettunen, J. & Raeuori-Helkamaa, A. (2015). A meta-analysis of temperament in eating disorders. *European Eating Disorders Review, 23,* 89–99. https://doi.org/10.1002/erv.2342

Bachar, E., Latzer, Y., Kreitler, S. & Berry, E.M. (1999). Empirical comparison of two psychological therapies. Self psychology and cognitive orientation in the treatment of anorexia and bulimia. *The Journal of Psychotherapy Practice and Research, 8,* 115–128.

Bailer, U. (2015). Bildgebende Verfahren bei Essstörungen. In S. Herpertz, M. de Zwaan & S. Zipfel (Hrsg.), *Handbuch Essstörungen und Adipositas* (2., überarb. Aufl., S. 206–212). Heidelberg: Springer.

Bailey, N. & Waller, G. (2017). Body checking in non-clinical women: Experimental evidence of a specific impact on fear of uncontrollable weight gain. *International Journal of Eating Disorders, 50,* 693–697. https://doi.org/10.1002/eat.22676

Bardone-Cone, A.M., Wonderlich, S.A., Frost, R.O., Bulik, C.M., Mitchell, J.E., Uppala, S. & Simonich H. (2007). Perfectionism and eating disorders: Current status and future directions. *Clinical Psychology Review, 27,* 385–405. https://doi.org/10.1016/j.cpr.2006.12.005

Barona, M., Nybo Andersen, A.M. & Micali, N. (2016). Childhood pathology of women with eating disorders. *Acta Psychiatrica Scandinavica, 134,* 295–304. https://doi.org/10.1111/acps.12616

Baudinet, J., Eisler, I., Dawson, L., Simic, M. & Schmidt, U. (2021). Multi-family therapy for eating disorders: A systematic scoping review of the quantitative and qualitative findings. *International Journal of Eating Disorders, 54,* 2095–2120. https://doi.org/10.1002/eat.23616

Benninghoven, D. (2010). Tagebuchtechniken in der Therapie von Essstörungen. In G. Reich & M. Cierpka (Hrsg.), *Psychotherapie der Essstörungen. Krankheitsmodelle und Therapiepraxis – störungsspezifisch und schulenübergreifend* (3., vollst. überarb. u. erw. Aufl., S. 198–213). Stuttgart: Thieme.

Bents, H. (2010). Ambulante Verhaltenstherapie bei Essstörungen. In G. Reich & M. Cierpka (Hrsg.), *Psychotherapie der Essstörungen. Krankheitsmodelle und Therapiepraxis – störungsspezifisch und schulenübergreifend* (3., vollst. überarb. u. erw. Aufl., S. 129–147). Stuttgart: Thieme.

Beutel, M., Doering, S., Leichsenring, F. & Reich, G. (2020). *Psychodynamische Psychotherapie. Störungsorientierung und Manualisierung in der therapeutischen Praxis* (2., überarb. u. erw. Aufl.). Göttingen: Hogrefe. https://doi.org/10.1026/02939-000

Birgegård, A., Björck, C., Norring, C., Sohlberg, S. & Clinton, D. (2009). Anorexic self-control and bulimic self-hate: Differential outcome prediction from initial self-image. *International Journal of Eating Disorders, 42,* 522–530. https://doi.org/10.1002/eat.20642

Blos, P. (1983). *Adoleszenz. Eine psychoanalytische Interpretation* (3. Aufl.). Stuttgart: Klett-Cotta.

Bora, E. & Köse, S. (2016). Meta-Analysis of theory of mind in anorexia nervosa and bulimia nervosa: A specific impairment of cognitive perspective taking in anorexia nervosa? *International Journal of Eating Disorders, 49,* 739–749. https://doi.org/10.1002/eat.22572

Bould, H., Sovio, U., Koupil, I., Dalman, C., Micali, N., Lewis, G. & Magnusson, C. (2015). Do eating disorders in parents predict eating disorders in children? Evidence from a Swedish cohort. *Acta Psychiatrica Scandinavica, 132,* 51–59. https://doi.org/10.1111/acps.12389

Brem-Gräser, L. (2020). *Familie in Tieren. Die Familiensituation im Spiegel der Kinderzeichnung* (12. Aufl.). München: Ernst Reinhardt.

Bruch, H. (1962). Perceptual and conceptual disturbances in anorexia nervosa. *Psychosomatic Medicine, 24,* 187–194. https://doi.org/10.1097/00006842-196203000-00009

Bulik, C. M., Blake, L. & Austin, J. (2019). Genetics of eating disorders: What the clinician needs to know. *Psychiatric Clinics of North America, 42,* 59–73. https://doi.org/10.1016/j.psc.2018.10.007

Cain, A. S., Bardone-Cone, A. M., Abramson, L. Y., Vohs, K. D. & Joiner, T. E. (2008). Refining the relationships of perfectionism, self-efficacy, and stress to dieting and binge-eating: Examining the appearance, interpersonal and academic domains. *International Journal of Eating Disorders, 41,* 713–721. https://doi.org/10.1002/eat.20563

Campbell, K. & Peebles, R. (2014). Eating disorders in children and adolescents: State of the art review. *Pediatrics, 134,* 582–592. https://doi.org/10.1542/peds.2014-0194

Cash, T. F. & Deagle, E. (1997). The nature and extent of body-image disturbances in anorexia nervosa and bulimia nervosa: A meta-analysis. *International Journal of Eating Disorders, 22,* 107–125. https://doi.org/10.1002/(SICI)1098-108X(199709)22:2<107::AID-EAT1>3.0.CO;2-J

Cassin, S. E. & Ranson, K. M. von (2005). Personality and eating disorders: A decade in review. *Clinical Psychology Review, 25,* 895–916. https://doi.org/10.1016/j.cpr.2005.04.012

Castellini, G., Lelli, L., Ricca, V. & Maggi, M. (2016). Sexuality in eating disorder patients: Etiological factors, sexual dysfunction and identity issues. A systematic review. *Hormone Molecular Biology and Clinical Investigation, 25,* 71–90.

Cerniglia, L., Cimino, S., Tafa, M., Marzilli, E., Balarotto, G. & Bracaglia, F. (2017). Family profiles in eating disorders: Family functioning and psychopathology. *Psychology Research and Behavior Management, 10,* 305–312. https://doi.org/10.2147/PRBM.S145463

Cierpka, M. & Frevert, G. (1994). *Die Familienbögen. Ein Inventar zur Einschätzung von Familienfunktionen.* Göttingen: Hogrefe.

Cierpka, M. & Reich, G. (2010). Familien- und paartherapeutische Behandlung von Anorexie und Bulimie. In G. Reich & M. Cierpka (Hrsg.), *Psychotherapie der Essstörungen. Krankheitsmodelle und Therapiepraxis – störungsspezifisch und schulenübergreifend* (3., vollst. überarb. u. erw. Aufl., S. 164–197). Stuttgart: Thieme.

Coffino, J. A., Udo, T. & Grilo, C. M. (2019). Rates of help-seeking in US adults with lifetime DSM-5 eating disorders: Prevalence across diagnoses and differences by sex and ethnicity/race. *Mayo Clinic Proceedings, 94,* 1415–1426. https://doi.org/10.1016/j.mayocp.2019.02.030

Copeland, W. E., Bulik, C. M., Zucker, N., Wolke, D., Lereya, S. T. & Costello, E. J. (2015). Is childhood bullying involvement a precursor of eating disorder symptoms? A prospective analysis. *International Journal of Eating Disorders, 48,* 1141–1149. https://doi.org/10.1002/eat.22459

Cozzi, F. & Ostuzz, R. (2007). Relational competence and eating disorders. *Eating and Weight Disorders, 12,* 101–107. https://doi.org/10.1007/BF03327585

Dakanalis, A., Carrà, G., Calogero, R., Fida, R., Clerici, M., Zanetti, M. A. et al. (2015). The developmental effects of media-ideal internalisation and self-objectivation processes on adolescents' negative body-feelings, dietary restraint and binge eating. *European Child and Adolescent Psychiatry, 24,* 997–1010. https://doi.org/10.1007/s00787-014-0649-1

De Vries, D.A., Peter, J., de Graaf, H. & Nikken, P. (2016). Adolescents' social network site use, peer-appearance-related feedback, and body dissatisfaction: Testing a mediation model. *Journal of Youth and Adolescence, 45,* 211–224. https://doi.org/10.1007/s10964-015-0266-4

Deutsche Gesellschaft für Psychosomatische Medizin und Psychotherapie (DGPM), Deutsche Gesellschaft für Essstörungen (DGESS), Deutsche Gesellschaft für Psychiatrie und Psychotherapie, Psychosomatik und Nervenheilkunde (DGPPN) et al. (Hrsg.). (2020). *S3-Leitlinie Diagnostik und Behandlung der Essstörungen.* Verfügbar unter https://register.awmf.org/de/leitlinien/detail/051-026

Diebel-Braune, E. (1991). Einige kritische Überlegungen zum Stand der psychoanalytischen Bulimie-Diskussion. *Zeitschrift für Psychosomatische Medizin, 37,* 292–304.

Dornes, M. (1997). *Die frühe Kindheit. Entwicklungspsychologie der ersten Lebensjahre.* Frankfurt a. M.: Fischer.

Dufresne, L., Bussières, E.-L., Bédard, A., Gringas, N., Blanchette-Sarrasin, A. & Bégin, C. (2020). Personality traits in adolescents with eating disorder: A meta-analytic view. *International Journal of Eating Disorders, 53,* 157–173. https://doi.org/10.1002/eat.23183

Eggert, J., Levendosky, A. & Klump, K. (2007). Relationship among attachment styles, personality characteristics, and disordered eating. *International Journal of Eating Disorders, 40,* 149–155. https://doi.org/10.1002/eat.20351

Eggert, R. & Köhle, P. (1991). *Subjektive Krankheitstheorien von Bulimia nervosa Patientinnen.* Unveröffentlichtes Manuskript, Göttingen.

Elran-Barak, R., Sztainer, M., Goldschmidt, A.B. & Le Grange, D. (2014). Family meal frequency among children and adolescents with eating disorders. *Journal of Adolescent Health, 55,* 53–58. https://doi.org/10.1016/j.jadohealth.2013.12.018

Esplen, M.J., Garfinkel, P. & Gallop, R. (2000). Relationship between self-soothing, aloneness, and evocative memory in bulimia nervosa. *International Journal of Eating Disorders, 27,* 96–100. https://doi.org/10.1002/(SICI)1098-108X(200001)27:1<96::AID-EAT11>3.0.CO;2-S

Essen, C. von & Habermas, T. (1994). Hysterie und Bulimie: Ein Vergleich zweier ethnisch-historischer Störungen. In T. Habermas, *Zur Geschichte der Magersucht. Eine medizinpsychologische Rekonstruktion* (S. 164–193). Frankfurt a. M.: Fischer.

Ettl, T. (2001). *Das bulimische Syndrom. Psychodynamik und Genese.* Tübingen: Edition diskord.

Ettl, T. (2006). Essstörungen. Der Kampf zwischen Ichideal und Überich. In U. Jongbloed-Schurig (Hrsg.), *Ich esse deine Suppe nicht. Psychoanalyse gestörten Essverhaltens. Ambulante Behandlungen und theoretische Konzepte* (S. 38–89). Frankfurt a. M.: Brandes & Apsel.

Fahrig, H., Kronmüller, K.-T., Hartmann, M. & Rudolf, G. (1996). Therapieerfolg analytischer Psychotherapie bei Kindern und Jugendlichen: Die Heidelberger Studie zur analytischen Kinder- und Jugendlichen-Psychotherapie. *Zeitschrift für psychosomatische Medizin und Psychoanalyse, 42,* 375–395. http://www.jstor.org/stable/23997352

Fairburn, C.G. (2012). *Kognitive Verhaltenstherapie und Essstörungen.* Stuttgart: Schattauer.

Fairburn, C.G., Bailey-Straebler, S., Basden, S., Doll, H., Jones, R., Murphy, R. et al. (2015). A transdiagnostic comparison of enhanced cognitive behaviour therapy (CBT-E) and interpersonal psychotherapy in the treatment of eating disorders. *Behaviour Research and Therapy, 70,* 64–71. https://doi.org/10.1016/j.brat.2015.04.010

Fairburn, C.G. & Beglin, S.J. (2008). Eating Disorder Examination Questionnaire (EDE-Q 6.0). In C.G. Fairburn (Ed.), *Cognitive behavior therapy and eating disorders* (pp. 309–313). New York, NY: Guilford.

Fairburn, C.G. & Cooper, P.J. (1993). The eating disorder examination (12th ed.). In C.G. Fairburn & G.T. Wilson (Eds.), *Binge eating: Nature, assessment and treatment* (pp. 317–360). New York, NY: Guilford.

Fairburn, C.G., Cooper, Z., Doll, H.A. & Welch, S.L. (1999). Risk factors for anorexia nervosa: Three integrated case-control comparisons. *Archives of General Psychiatry, 56,* 468–476. https://doi.org/10.1001/archpsyc.56.5.468

Fairburn, C.G., Cooper, Z. & Shafran, R. (2003). Cognitive behaviour therapy for eating disorders: A „transdiagnostic" theory and treatment. *Behavior Research and Therapy, 41,* 509–528. https://doi.org/10.1016/S0005-7967(02)00088-8

Fairburn, C.G., Welch, S.L., Doll, H.A., Davies, B.A. & O'Connor, M.E. (1997). Risk factors tor bulimia nervosa: A community case-control study. *Archives of General Psychiatry, 54,* 509–517. https://doi.org/10.1001/archpsyc.1997.01830180015003

Feiereis, H. (1989). *Diagnostik und Therapie der Magersucht und Bulimie.* München: Marseille Verlag.

Fenichel, O. (1945). *Neurosenlehre Bd.* 2. Olten: Walter.

Fenichel, O. (1982). Ich-Störungen und ihre Behandlung. In K. Laermann (Hrsg.), *Fenichel. Aufsätze Bd. II* (S. 122–145). Olten: Walter. (Original erschienen 1938)

Fichter, M. (2015). Epidemiologie der Essstörungen. In S. Herpertz, M. de Zwaan & S. Zipfel, (Hrsg.), *Handbuch Essstörungen und Adipositas* (2., überarb. Aufl., S. 45–56.). Heidelberg: Springer.

Fichter, M.M. & Quadflieg, N. (2004). Twelve-year course and outcome of bulimia nervosa. *Psychological Medicine, 34,* 1395–1406. https://doi.org/10.1017/S0033291704002673

Field, A.E., Javaras, K.M., Aneja, P., Kitos, N., Camaorgo, C.A., Taylor, C.B. & Laird, N.M. (2008). Family, peer, and media predictors of becoming eating disordered. *Archives of Pediatrics and Adolescent Medicine, 162,* 574–579. https://doi.org/10.1001/archpedi.162.6.574

Franke, G.H. (2002). *Symptom-Checkliste von L.R. Derogatis – Deutsche Version (SCL-90-R)* (2., vollständig überarbeitete und neu normierte Aufl.). Göttingen: Beltz Test.

Franke, G.H. (2014). *Symptom-Checklist-90-Standard (SCL-90-S).* Göttingen: Hogrefe.

Franke, G.H. (2017a). *Brief-Symptom-Checklist (BSCL).* Göttingen: Hogrefe.

Franke, G.H. (2017b). *Mini-Symptom-Checklist (Mini-SCL).* Göttingen: Hogrefe.

Friederich, H.-C. (2015). Medizinische Komplikationen bei Anorexia nervosa und Bulimia nervosa. In S. Herpertz, M. de Zwaan & S. Zipfel (Hrsg.), *Handbuch Essstörungen und Adipositas* (2., überarb. Aufl., S. 215–221). Heidelberg: Springer.

Frieling, H., Bleich, S. & Hinney, A. (2015). Genetische Aspekte der Essstörungen. In S. Herpertz, M. de Zwaan & S. Zipfel (Hrsg.), *Handbuch Essstörungen und Adipositas* (2., überarb. Aufl., S. 114–117). Heidelberg: Springer.

Fonagy, P., Roth, A. & Higgitt, A. (2005). The outcome of psychodynamic psychotherapy for psychological disorders. *Clinical Neuroscience Research, 4,* 367–377. https://doi.org/10.1016/j.cnr.2005.03.005

Forney, K.J., Holland, L.A. & Keel, P.K. (2012). Influence on peer context on the relationship between body dissatisfaction and eating pathology in women and men. *International Journal of Eating Disorders, 45,* 982–989. https://doi.org/10.1002/eat.22039

Freud, A. (1980). *Das Ich und die Abwehrmechanismen* (12. Aufl.). München: Kindler. (Ursprünglich erschienen 1936).

Freud, S. (1910). Über „wilde Psychoanalyse" (Gesammelte Werke, Bd. VIII, S. 118–125). Frankfurt a. M.: Fischer.

Freud, S. (1916/17). *Vorlesungen zur Einführung in die Psychoanalyse* (Gesammelte Werke, Bd. XI). Frankfurt a. M.: Fischer.

Freud, S. (1919). Wege der psychoanalytischen Therapie (Gesammelte Werke, Bd. XII, S. 181–194). Frankfurt a. M.: Fischer.

Friederich, H.-C., Herzog, W., Wild, B., Zipfel, S. & Schauenburg, H. (2014). *Anorexia nervosa. Fokale psychodynamische Psychotherapie*. Göttingen: Hogrefe.

Friedlander, M. L. & Siegel, S. M. (1990). Separation-individuation difficulties and cognitive-behavioral indicators of eating disorders among college women. *Journal of Counselling Psychology, 37,* 74–78. https://doi.org/10.1037/0022-0167.37.1.74

Frost, U., Strack, M., Kronmüller, K.-T., Stefini, A., Horn, H., Winkelmann, K. et al. (2014). Scham und Familienbeziehungen bei Bulimie. Mediationsanalyse zu Essstörungssymptomen und psychischer Belastung. *Psychotherapeut, 59,* 38–45. https://doi.org/10.1007/s00278-013-1010-8

Galmiche, M., Déchelotte, P., Lambert, G. & Tavolacci, M. P. (2019). Prevalence of eating disorders over the 2000–2018 period: A systematic literature review. *American Journal of Clinical Nutrition, 109,* 1402–1413. https://doi.org/10.1093/ajcn/nqy342

Garner, D. M., Rockert, W., Davis, R., Garner, M. V., Olmsted, M. P. & Eagle, M. (1993). Comparison of cognitive-behavioral and supportive-expressive therapy for bulimia nervosa. *American Journal of Psychiatry, 150,* 37–46. https://doi.org/10.1176/ajp.150.1.37

Garrido, S. J., Funes, P. N., Penaloza Merlo, M. E. & Cupani, M. (2018). Personality traits associated with eating disorders and obesity in young argentinians. *Eating and Weight Disorders, 23,* 571–579. https://doi.org/10.1007/s40519-018-0546-6

Geissner, E. & Schary, K. (2005). Familiale und soziokulturelle Faktoren bei Essstörungssymptomen. *Zeitschrift für Gesundheitspsychologie, 13,* 44–57. https://doi.org/10.1026/0943-8149.13.2.44

Gerwing, C. & Kersting, A. (2015). Gynäkologische Aspekte bei Anorexia nervosa und Bulimia nervosa. In S. Herpertz, M. de Zwaan & S. Zipfel (Hrsg.), *Handbuch Essstörungen und Adipositas* (2., überarb. Aufl., S. 223–229). Heidelberg: Springer.

Glazer, K. B., Sonneville, K. R., Micali, N., Swanson, S., Crosby, R., Horton, N. J. et al. (2019). The course of eating disorders involving bingeing and purging among adolescent girls: Prevalence, stability, and transitions. *Journal of Adolescent Health, 64,* 165–171. https://doi.org/10.1016/j.jadohealth.2018.09.023

Gonçalves, S., Machado, B. C., Martins, C., Hoek, H. W. & Machado, P. P. (2016). Retrospective correlates for bulimia nervosa: A matched case-control study. *European Eating Disorders Review, 24,* 197–205. https://doi.org/10.1002/erv.2434

Goossens, L., Braet, C., Van Durme, K., Decaluwé, V. & Bosmans, G. (2012). The parent-child relationship as a predictor of eating pathology and weight gain in preadolescents. *Journal of Clinical Child and Adolescent Psychology, 41,* 445–457. https://doi.org/10.1080/15374416.2012.660690

Gorell, S. & Le Grange, D. (2019). Update on treatments for adolescent bulimia nervosa. *Child and Adolescent Psychiatric Clinics of North America, 28,* 537–547. https://doi.org/10.1016/j.chc.2019.05.002

Grabhorn, R., Stenner, H., Stangler, U. & Kaufhold, J. (2006). Social anxiety in anorexia and bulimia nervosa: The mediating role of shame. *Clinical Psychology and Psychotherapy, 13,* 12–19. https://doi.org/10.1002/cpp.463

Gradl-Dietsch, G., Herpertz-Dahlmann, B., Degenhardt, F. & Hebebrand, J. (2021). ICD-11-Sonderserie: Fütter- und Essstörungen in der ICD-11. *Zeitschrift für Kinder- und Jugendpsychiatrie, 49,* 443–451. https://doi.org/10.1024/1422-4917/a000772

Grilo, C.M., Crosby, R.D. & Machado, P.P.P. (2019). Examining the distinctiveness of body image concerns in patients with anorexia nervosa and bulimia nervosa. *International Journal of Eating Disorders, 52,* 1229–1236. https://doi.org/10.1002/eat.23161

Grilo, C.M., Pagano, M.E., Skodol, A.E., Sanislow, C.A., McGlashan, T.H., Gunderson, J.G. et al. (2007). Natural course of bulimia nervosa and of eating disorder not otherwise specified: 5-year prospective study of remissions, relapses, and the effects of personality disorder psychopathology. *Journal of Clinical Psychiatry, 68,* 738–746.

Habermas, T. (1990). *Heißhunger. Historische Entstehungsbedingungen der Bulimia Nervosa.* Frankfurt a. M.: Fischer.

Habermas, T. (1994). *Zur Geschichte der Magersucht. Eine medizinpsychologische Rekonstruktion.* Frankfurt a. M.: Fischer.

Habermas, T. & Müller, M. (1986). Das Bulimie-Syndrom. Krankheitsbild, Dynamik, und Therapie. *Nervenarzt, 57,* 317–334.

Hail, L. & Le Grange, D. (2018). Bulimia nervosa in adolescents: Prevalence and treatment challenges. *Adolescents Health, Medicine and Therapeutics, 9,* 11–16. https://doi.org/10.2147/AHMT.S135326

Hamann, D.M., Wonderlich-Tierny, A.L. & Vander Wal, J.S. (2009). Interpersonal sensitivity predicts bulimic symptomatiology cross-sectionally and longitudinally. *Eating Behaviors, 10,* 125–127. https://doi.org/10.1016/j.eatbeh.2009.01.001

Hartmann, A.S., Cordes, M., Hirschfeld, G. & Vocks, S. (2019). Affect and worry during a checking episode: A comparison of individuals with symptoms of obsessive-compulsive disorder, anorexia nervosa, bulimia nervosa, body dysmorphic disorder, illness anxiety disorder, and panic disorder. *Psychiatry Research, 272,* 349–358. https://doi.org/10.1016/j.psychres.2018.12.132

Hay, P. (2013). A systematic review of evidence for psychological treatments in eating disorders: 2005–2012. *International Journal of Eating Disorders, 46,* 462–469. https://doi.org/10.1002/eat.22103

Hay, P.P., Bacaltchuk, J., Stefano, S. & Kashyap, P. (2009). Psychological treatments for bulimia nervosa and binging. *Cochrane Database of Systematic Reviews,* CD000562. https://doi.org/10.1002/14651858.CD000562.pub3

Herzog, T. & Stiewe, M., Sandholz, A. & Hartmann, A. (1995). Borderline-Syndrom und Essstörungen. Literaturübersicht und Interviewstudie an 172 konsekutiven Inanspruchnahmepatienten und -patientinnen der Freiburger Essstörungsambulanz. *Psychotherapie, Psychosomatik, Medizinische Psychologie, 45,* 97–108.

Higgins, M.K., Lin, S.L., Alvare, A. & Bardone-Cone, A.M. (2015). Examining impulsivity as a moderator of the relationship between body shame and bulimic symptoms in black and white young women. *Body Image, 14,* 39–46. https://doi.org/10.1016/j.bodyim.2015.03.007

Hilbert, A., Pike, K., Goldschmidt, A., Wifley, D., Fairburn, C., Dohm, F.-A. et al. (2014). Risk factors across the eating disorders. *Psychiatry Research, 220,* 500–506. https://doi.org/10.1016/j.psychres.2014.05.054

Hilbert, A. & Tuschen-Caffier, B. (2006). *Eating Disorder Examination-Questionnaire. Deutschsprachige Übersetzung.* Münster: Verlag für Psychotherapie.

Hilbert, A. & Tuschen-Caffier, B. (2016). *Eating Disorder Examination-Questionnaire. Deutschsprachige Übersetzung* (2. Aufl.). Münster: dgvt-Verlag.

Hilbert, A., Tuschen-Caffier, B. & Ohms, M. (2004). Eating Disorder Examination: Deutschsprachige Version des strukturierten Essstörungsinterviews. *Diagnostica, 50,* 98–106. https://doi.org/10.1026/0012-1924.50.2.98

Hilbert, A., Tuschen-Caffier, B., Karwautz, A., Niederhofer, H. & Munsch, S. (2007). Eating Disorder Examination-Questionnaire. *Diagnostica, 53,* 144–154. https://doi.org/10.1026/0012-1924.53.3.144

Hochgraf, A.K., Mc Hale, S.M. & Fosco, G.M. (2019). Interparental conflict and gender moderates the prospective link between parents' perceptions of adolescents' weight and weight concerns. *International Journal of Eating Disorders, 52,* 904–913. https://doi.org/10.1002/eat.23093

Horn, H. (2003). Zur Einbeziehung der Eltern in die analytische Kinderpsychotherapie. *Praxis der Kinderpsychologie und Kinderpsychiatrie, 52,* 766–776.

Hudson, J.I., Hiripi, E., Pope, H.G. & Kessler, R.C. (2007). The prevalence and correlates of eating disorders in the National Comorbidity Survey Replication. *Biological Psychiatry, 61,* 348–358. https://doi.org/10.1016/j.biopsych.2006.03.040

Huemer, J., Haidvogl, M., Mattejat, F., Wagner, G., Nobis, G., Fernandez-Aranda, F. et al. (2012). Perception of autonomy and connectedness prior to the onset of anorexia nervosa and bulimia nervosa. *Zeitschrift für Kinder- und Jugendpsychiatrie und Psychotherapie, 40,* 61–68. https://doi.org/10.1024/1422-4917/a000150

Humphrey, L.L. (1991). Object relations and the family system: An integrative approach to understanding and treating eating disorders. In C.L. Johnson (Ed.), *Psychodynamic treatment of anorexia nervosa and bulimia* (pp. 321–353). New York, NY: Guilford.

Humphrey, L.L. & Stern, S. (1988). Object relations and the family system in bulimia: A theoretical integration. *Journal of Marital and Family Therapy, 14,* 337–350. https://doi.org/10.1111/j.1752-0606.1988.tb00756.x

Jäger, B. (2015). Soziokulturelle Faktoren. In S. Herpertz, M. de Zwaan & S. Zipfel (Hrsg.), *Handbuch Essstörungen und Adipositas* (2., überarb. Aufl., S. 133–140). Heidelberg: Springer.

Jeammet, P. (2006). Narzisstische und objektbezogene Fehlregulierungen in der Bulimie. In U. Jongbloed-Schurig (Hrsg.), *Ich esse deine Suppe nicht. Psychoanalyse gestörten Essverhaltens. Ambulante Behandlungen und theoretische Konzepte* (S. 90–122). Frankfurt a. M.: Brandes & Apsel.

Jewell, T., Blessitt, E., Stewart, C., Simic, M. & Eisler, I. (2016). Family therapy for child and adolescent eating disorders: A critical review. *Family Process, 55,* 577–594. https://doi.org/10.1111/famp.12242

Jewell, T., Collyer, H., Gardner, T., Tchanturia, K., Simic, M., Fonagy, P. & et al. (2016). Attachment and mentalisation and their association with child and adolescent pathology: a systematic review. *International Journal of Eating Disorders, 49,* 354–373. https://doi.org/10.1002/eat.22473

Johnson, C. & Connors, M.E. (1987). *The etiology and treatment of bulimia nervosa: A biopsychosocial perspective.* New York, NY: Basic Books.

Jongbloed-Schurig, U. (2006). Pathologisches Essverhalten als Störung von Symbolisierungsfähigkeit und triangulärem Raum. Bausteine zum Verstehen und Behandeln. In U. Jongbloed-Schurig (Hrsg.), *Ich esse deine Suppe nicht. Psychoanalyse gestörten Essverhaltens. Ambulante Behandlungen und theoretische Konzepte* (S. 123–167). Frankfurt a.M.: Brandes & Apsel.

Juarascio, A.S., Presseler, E.K., Srivastava, P., Manasse, S.M. & Forman, E.M. (2022). A randomized controlled trail of CBT+: A clinician-controlled, just-in-time, adjunctive intervention for bulimia-spectrum disorders. *Behavior Modification,* OnlineFirst. https://doi.org/10.1177/01454455221109434

Kaisari, P., Dourish, C.T. & Higgs, S. (2017). Attention deficit hyperactivity disorder and disordered eating behaviour: A systematic review and a framework for future research. *Clinical Psychology Review, 53,* 109–121. https://doi.org/10.1016/j.cpr.2017.03.002

Karwautz, A.F., Wagner, G., Waldherr, K., Nader, I.W., Fernandez-Aranda, F., Estivill, X. et al. (2011). Gene-invironment interaction in anorexia nervosa: Relevance of non-shared environment and the serotonin transporter gene. *Molecular Psychiatry, 16,* 590–592. https://doi.org/10.1038/mp.2010.125

Kent, A., Waller, G. & Dagnan, D. (1999). A greater role of emotional than physical abuse in predicting disordered eating attitudes: The role of mediating variables. *International Journal of Eating Disorders, 25,* 159–167. https://doi.org/10.1002/(SICI)1098-108X(199903)25:2<159::AID-EAT5>3.0.CO;2-F

Kernberg, O.F. (1995). Technical approach to eating disorders in patients with borderline personality organisation. *The Annual of Psychoanalysis, 23,* 33–48.

Kerr-Gaffney, J., Harrsion, A. & Tchanturia, K. (2018). Social anxiety and eating diorders: A systematic review and meta-analysis. *Psychological Medicine, 48,* 2477–2491. https://doi.org/10.1017/S0033291718000752

Keski-Rahkonen, A., Hoek, H.W., Susser, E.S., Linna, M.S., Sihvola, E., Raevuori, A.S. et al. (2007). Epidemiology and course of anorexia nervosa in the community. *American Journal of Psychiatry, 164,* 1259–1265. https://doi.org/10.1176/appi.ajp.2007.06081388

Klüwer, R. (2000). Fokus – Fokaltherapie – Fokalkonferenz. *Psyche, 4,* 299–321.

Kronmüller, K.-T., Hartmann, M., Reck, C., Victor, D., Horn, H. & Winkelmann, K. (2003). Die therapeutische Beziehung in der Kinder- und Jugendlichen-Psychotherapie: Evalutation einer deutschen Version der Therapeutic Alliance Scales for Children. *Zeitschrift für Klinische Psychologie und Psychotherapie, 32,* 14–23. https://doi.org/10.1026/0084-5345.32.1.14

Kronmüller, K.-T., Maltzahn, H. von, Horn, H., Hartmann, M., Victor, D., Reck, C. et al. (2008). Zur Erfassung von Schuld und Scham bei Kindern und Jugendlichen. Validierung der deutschen Fassung des Tests of Self-Conscious Affect for Children and Adolescents (TOSCA-C/A). *Psychotherapie, Psychosomatik und medizinische Psychologie, 58,* 313–320. https://doi.org/10.1055/s-2007-986359

Krueger, D.W. (1990). Body self, psychological self and bulimia: Developmental and clinical considerations. In H.J. Schwartz (Ed.), *Bulimia: Psychoanalytic treatment and theory* (pp. 55–72). Madison, CT: International Universities Press.

Krug, I., Fuller-Tyskiewicz, M., Anderluh, M., Bellodi, L., Bagnoli, S., Collier, D. et al. (2015). A new social-family model for eating disorders: A European multicenter project using a case-control design. *Appetite, 95,* 544–553. https://doi.org/10.1016/j.appet.2015.08.014

Krug, I., Penel, R., Fernandez-Aranda, F., Anderluh, M., Bellodi, L., Cellini, E. et al. (2012). Low social interactions in eating disorder patients in childhood and adulthood: A multi-centre European case control study. *Journal of Health Psychology, 18,* 26–37.

Lachauer, R. (1992). *Der Fokus in der Psychotherapie. Fokalsätze und ihre Anwendung in Kurztherapie.* München: J. Pfeiffer.

Larsen, J.T., Munk-Olsen, T., Bulik, C.M., Thornton, L.M., Koch, S.V., Mortensen, P.B. et al. (2017). Early childhood adversities and risk of eating disorders in women: A Danish register-based cohort study. *International Journal of Eating Disorders, 50,* 1404–1412. https://doi.org/10.1002/eat.22798

Lavender, J.M., Wonderlich, S.A., Engel, S.G., Gordon, K.H., Kaye, W.H. & Mitchell, J.E. (2015). Dimensions of emotion dysregulation in anorexia nervosa and bulimia nervosa: A conceptual review of the empirical literature. *Clinical Psychology Review, 40,* 111–122. https://doi.org/10.1016/j.cpr.2015.05.010

Le Grange, D. & Lock, J. (2007). *Treating bulimia in adolescents: A family-based approach.* New York, NY: Guilford.

Le Grange, D., Lock, J., Agras, W.S., Bryson, S.W. & Jo, B. (2015). Randomized clinical trial of family-based treatment and cognitive behavioral therapy for adolescent bulimia nervosa. *Journal of the American Academy of Child and Adolescent Psychiatry, 54,* 886–894. https://doi.org/10.1016/j.jaac.2015.08.008

Leon, G.R., Fulkerson, J.A., Perry, C.L. & Cudeck, R. (1993). Personal and behavioral vulnerabilities associated with risk status for eating disorders in adolescent girls. *Journal of Abnormal Psychology, 102,* 438–444. https://doi.org/10.1037/0021-843X.102.3.438

Lobera, I.J., Bolanos Rios, P. & Garrido Casals, O. (2011). Parenting styles and eating disorders. *Journal of Psychiatric Mental Health Nursing, 18,* 728–735. https://doi.org/10.1111/j.1365-2850.2011.01723.x

Luborsky, L. (1995). *Einführung in die analytische Psychotherapie.* Göttingen: Vandenhoeck & Ruprecht.

Luborsky, L. & Mark, D. (1991). Short-term supportive-expressive psychoanalytic psychotherapy. In P. Crits-Christoph & J.P. Barber (Eds.), *Handbook of short-term dynamic psychotherapy* (pp. 110–136). New York, NY: Basic Books.

Lydecker, J.A. & Grilo, C.M. (2016). Fathers and mothers with eating disorder psychopathology: Association with child eating-disorder behaviors. *Journal of Psychosomatic Research, 86,* 63–69. https://doi.org/10.1016/j.jpsychores.2016.05.006

Machado, B.C., Goncalves, S.F., Martins, C., Brandao, I., Roma-Torres, A., Hoek, H.W. et al. (2016). Anorexia versus bulimia nervosa: Differences based on retrospective correlates in a case-control-study. *Eating and Weight Disorders, 21*(2), 185–197. https://doi.org/10.1007/s40519-015-0236-6

Madowitz, J., Matheson, B.E. & Liang, J. (2015). The relationship between eating disorders and sexual trauma. *Eating and Weight Disorders, 20,* 281–293. https://doi.org/10.1007/s40519-015-0195-y

Martinussen, M., Friborg, O., Schmierer, P., Kaiser, S., Øvergård, K.T., Neunhoeffer, A.L. et al. (2017). The comorbidity of personality disorders and eating disorders: A meta-analysis. *Eating and Weight Disorders, 22,* 201–209. https://doi.org/10.1007/s40519-016-0345-x

Mason, T.B., Lavender, J.M., Wonderlich, S.A., Crosby, R.D., Joiner, T.E., Mitchell, J.E. et al. (2016). The role of interpersonal personality traits and reassurance seeking in eating disorder symptoms and depressive symptoms among women with bulimia nervosa. *Comprehensive Psychiatry, 68,* 165–171. https://doi.org/10.1016/j.comppsych.2016.04.013

Mathiesen, B.B., Pedersen, S.H., Sandros, C., Katznelson, H., Wilczek, A., Poulsen, S. et al. (2015). Psychodynamic profile and reflective functioning in patients with bulimia nervosa. *Comprehensive Psychiatry, 62,* 20–26. https://doi.org/10.1016/j.comppsych.2015.06.005

Mayhew, A.J., Pigyere, M., Couturier, J. & Meyre, D. (2018). An evolutionary genetic perspective of eating disorders. *Neuroendocrinology, 106,* 209–306. https://doi.org/10.1159/000484525

Mikhail, M.E., Keel, P., Burt, S.A., Neale, M., Boker, S. & Klump, K.L. (2020). Low emotion differentiation: An affective correlate of binge eating? *International Journal of Eating Disorders, 53,* 412–421. https://doi.org/10.1002/eat.23207

Mills, J.S., Polivy, J., McFarlane, T.L. & Crosby, R.D. (2012). The natural course of eating pathology in female university students. *Eating Behavior, 13,* 297–304. https://doi.org/10.1016/j.eatbeh.2012.07.005

Mitchell, K.S., Mazzeo, S.E., Schlesinger, M.R., Brewerton, T.D. & Smith, B.N. (2012). Comorbidity of partial and subthreshold PTSD among men and women with eating disorders in the national comorbidity survey-replication study. *International Journal of Eating Disorders, 45,* 307–315. https://doi.org/10.1002/eat.20965

Murray, C., Waller, G. & Legg, C. (2000). Family dysfunction and bulimic psychopathology: The mediating role of shame. *International Journal of Eating Disorders, 28,* 84–89. https://doi.org/10.1002/(SICI)1098-108X(200007)28:1<84::AID-EAT10>3.0.CO;2-R

Nechita, D.M., Budd, S. & David, D. (2021). Shame and Eating disorder symptoms: A meta-analysis. *International Journal of Eating Disorders, 54,* 1899–1945. https://doi.org/10.1002/eat.23583

Nutzinger, D.O. (2015). Selbstverletzendes Verhalten bei essgestörten Frauen. In S. Herpertz, M. de Zwaan & S. Zipfel (Hrsg.), *Handbuch Essstörungen und Adipositas* (2., überarb. Aufl., S. 165–172). Heidelberg: Springer.

Paul, T. & Thiel, A. (2004). *Eating Disorder Inventory-2 (EDI-2). Deutsche Version.* Göttingen: Hogrefe.

Pedersen, S.H., Lunn, S., Katznelson, H. & Poulsen, S. (2012). Reflective functioning in 70 patients suffering from bulimia nervosa. *European Eating Disorders Review, 20,* 303–310. https://doi.org/10.1002/erv.2158

Pettersen, G., Rosenvinge, J.H. & Ytterhux, B. (2008). The ‚double life' of bulimia: Patients' experiences in daily life interactions. *Eating Disorders: The Journal of Treatment and Prevention, 16*(3), 204–211. https://doi.org/10.1080/10640260802016696

Pilecki, M.W., Józefik, B. & Kościelniak, M. (2015). The perception of relations in the family of origin of patients with eating disorders and the perception of relations in families of origin of their parents. *Psychiatria Polska, 94,* 731–746. https://doi.org/10.12740/PP/32796

Poulsen, S., Lunn, S., Daniel, S.I.F., Folke, S., Mathiesen, B.B., Katznelson, H. & Fairburn, C.G. (2014). A randomized controlled trial of psychoanalytic psychotherapy or cognitive-behavioral therapy for bulimia nervosa. *The American Journal of Psychiatry, 171,* 109–116. https://doi.org/10.1176/appi.ajp.2013.12121511

Quadflieg, N. & Fichter, M. (2015). Verlauf der Bulimia nervosa und Binge-Eating-Störung. In S. Herpertz, M. de Zwaan & S. Zipfel (Hrsg.), *Handbuch Essstörungen und Adipositas* (2., überarb. Aufl., S. 63–69). Heidelberg: Springer.

Quadflieg, N. & Fichter, M. (2019). Long-term outcome of inpatients with bulimia nervosa – results from the Christina Barz study. *International Journal of Eating Disorders, 52,* 834–845. https://doi.org/10.1002/eat.23084

Reich, G. (1992). Identitätskonflikte bulimischer Patientinnen. Klinische Beobachtungen zur inter- und intrapersonellen Dynamik. *Forum Psychoanalyse, 8,* 121–133.

Reich, G. (1994). „Defektes Selbst“ – „Defekter Körper“. Destruktiver Narzißmus bei der Bulimie. In G. H. Seidler (Hrsg.), *Das Ich und das Fremde* (S. 202–228). Wiesbaden: Westdeutscher Verlag.

Reich, G. (2003a). *Familientherapie der Essstörungen*. Göttingen: Hogrefe.

Reich, G. (2003b). *Familienbeziehungen von Patientinnen mit Bulimia nervosa. Eine Vergleichsstudie zu Patientinnen mit Anorexia nervosa und einer nicht-essgestörten Kontrollgruppe*. Heidelberg: Asanger.

Reich, G. (2005). Familienbeziehungen und Familientherapie bei Essstörungen. *Praxis der Kinderpsychologie und Kinderpsychiatrie, 54,* 318–336.

Reich, G. (2007). Störungsorientierte psychodynamische Therapie der Bulimie. Leitfaden für eine integrierte Behandlung. *Psychotherapeut, 52,* 113–120. https://doi.org/10.1007/s00278-006-0524-8

Reich, G. (2008a). Doppelte Wirklichkeiten. Makel, Scham, Verbergen und Enthüllen in Familien. *Psychotherapeut, 53,* 365–379. https://doi.org/10.1007/s00278-008-0627-5

Reich, G. (2008b). Ess-Störungen – Einflüsse der Peergroup. In M. Klein (Hrsg.), *Kinder und Suchtgefahren* (S. 200–205). Stuttgart: Schattauer.

Reich, G. (2010a). Psychodynamische Aspekte der Bulimie und Anorexie. In G. Reich & M. Cierpka (Hrsg.), *Psychotherapie der Essstörungen. Krankheitsmodelle und Therapiepraxis – störungsspezifisch und schulenübergreifend* (3., vollst. überarb. u. erw. Aufl., S. 72–92). Stuttgart: Thieme. https://doi.org/10.1055/b-0034-11629

Reich, G. (2010b). Ambulante psychodynamische Therapie bei Bulimie und Anorexie. In G. Reich & M. Cierpka (Hrsg.), *Psychotherapie der Essstörungen. Krankheitsmodelle und Therapiepraxis – störungsspezifisch und schulenübergreifend* (3., vollst. überarb. u. erw. Aufl., S. 93–109). Stuttgart: Thieme. https://doi.org/10.1055/b-0034-11629

Reich, G. (2011). Eine Technik für alle Störungen? Symptombezug in der psychodynamischen Psychotherapie. *Psychotherapeut, 56,* 128–134. https://doi.org/10.1007/s00278-011-0809-4

Reich, G. (2015). Familientherapie. In S. Herpertz, M. de Zwaan & S. Zipfel (Hrsg.), *Handbuch Essstörungen und Adipositas* (2., überarb. Aufl., S. 255–262). Heidelberg: Springer.

Reich, G. (2017). Adoleszenzentwicklung und Essstörungen. *Psychotherapie im Dialog, 18,* 65–69. https://doi.org/10.1055/s-0043-103884

Reich, G. (2020). Strukturelle Aspekte in der psychodynamischen Psychotherapie der Bulimia nervosa. *Kinderanalyse, 28*(2), 113–131. https://doi.org/10.21706/ka-28-2-113

Reich, G. (2022a). Familiendynamik und Familientherapie bei Anorexie und Bulimie. *Psychotherapie im Dialog, 23,* 38–42. https://doi.org/10.1055/a-1477-1160

Reich, G. (2022b). Essstörungen und komplexe Traumafolgestörungen. In M. Sack, U. Sachsse & J. Schlellong (Hrsg.), *Komplexe Traumafolgestörungen. Diagnostik und Behandlung von Folgen schwerer Gewalt und Vernachlässigung* (S. 539–561). Stuttgart: Schattauer.

Reich, G. & Boetticher, A. von (2017). *Hungern um zu leben – die Paradoxie der Magersucht: Psychodynamische und familiendynamische Perspektiven*. Gießen: Psychosozial-Verlag. https://doi.org/10.30820/9783837969955

Reich, G. & Buss, C. (2002). Familienbeziehungen bei Bulimia und Anorexia nervosa. *Familiendynamik, 27,* 231–258.

Reich, G. & Cierpka, M. (1998). Identity conflicts in bulimic patients. *Psychoanalytic Inquiry, 18,* 383–402. https://doi.org/10.1080/07351699809534199

Reich, G. & Cierpka, M. (2010). Essstörungen und Adipositas: Epidemiologie – Diagnostik – Verläufe – Grundzüge der Therapie. In G. Reich & M. Cierpka (Hrsg.), *Psychotherapie der Essstörungen. Krankheitsmodelle und Therapiepraxis – störungsspezifisch und schulenübergreifend* (3., vollst. überarb. u. erw. Aufl., S. 27–61). Stuttgart: Thieme. https://doi.org/10.1055/b-0034-11621

Reich, G., Horn, H., Winkelmann, K., Kronmüller, K.-T. & Stefini, A. (2014). Psychoanalytisch-orientierte Fokaltherapie der Bulimia nervosa bei weiblichen Jugendlichen und jungen Erwachsenen. Ein Manual. *Praxis der Kinderpsychologie und Kinderpsychiatrie, 63,* 2–20.

Reich, G. & Kröger, S. (2015). *Essstörungen. Gemeinsam wieder entspannt essen.* Stuttgart: Trias.

Reich, G. & Kröger, S. (2022). *Essstörungen in der Familie meistern. Wie gemeinsames Essen wieder entspannt gelingt.* München: Goldmann.

Rind, B., Tromovith, P. & Bausermann, R. (1998). A meta-analytic examination of assumed properties of child sexual abuse using college samples. *Psychological Bulletin, 124,* 22–53. https://doi.org/10.1037/0033-2909.124.1.22

Ringer, F., & McKinsey Crittenden, P. (2007). Eating disorders and attachment: The effects of hidden family processes on eating disorders. *European Eating Disorders Review, 15,* 119–130. https://doi.org/10.1002/erv.761

Rodgers, R.F., McLean, S.A. & Paxton, S.J. (2015). Longitudinal relationships among internalization of the media ideal, peer social comparison, and body dissatisfaction: Implications for the tripartite influence model. *Developmental Psychology, 51,* 706–713. https://doi.org/10.1037/dev0000013

Rohde, J., Hofmann, T., Voigt, B., Rose, M. & Obbarius, A. (2019). Measurement of personality structure by the OPD structure questionnaire can help to discriminate between subtypes of eating disorders. *Frontiers in Psychology, 10,* 2236.

Rossi, E., Cassioli, E., Martelli, M., Melani, G., Hazzard, V.M., Crosby, R.D. et al. (2022). Attachment insecurity predicts worse outcome in patients with eating disorders treated with enhanced cognitive behavior therapy: A one-year follow-up study. *International Journal of Eating Disorders, 55,* 1–12. https://doi.org/10.1002/eat.23762

Rossi, E., Castellini, G., Cassioli, E., Sensi, C., Mancini, M., Stanghellini, G. & Ricca, V. (2021). The role of embodiment in the treatment of patients with anorexia and bulimia nervosa: A 2-year follow-up study proposing an integration between enhanced cognitive behavioural therapy and a phenomenological model of eating disorders. *Eating and Weight Disorders, 26,* 2513–2522. https://doi.org/10.1007/s40519-021-01118-3

Rost, S., Kappel, V., Salbach, H., Schneider, N., Pfeiffer, E., Lehmkuhl, U. et al. (2017). Psychiatric disorders and personality styles in mothers of female adolescent patients with eating disorders. *Zeitschrift für Kinder- und Jugendpsychiatrie und Psychotherapie, 45,* 361–369. https://doi.org/10.1024/1422-4917/a000495

Rudolf, G. (2004). *Strukturbezogene Psychotherapie. Leitfaden zur psychodynamischen Therapie struktureller Störungen.* Stuttgart: Schattauer.

Rudolf, G. (2010). *Psychodynamische Psychotherapie. Die Arbeit an Konflikt, Struktur und Trauma.* Stuttgart: Schattauer.

Rudolf, G. & Grande T. (2006). Fokusbezogene psychodynamische Psychotherapie. Ein OPD-basierter Leitfaden. *Psychotherapeut, 51,* 276–289. https://doi.org/10.1007/s00278-005-0463-9

Russel, G.M.F. (1979). Bulimia nervosa. An ominous variant of anorexia nervosa. *Psychological Medicine, 9,* 429–448. https://doi.org/10.1017/S0033291700031974

Sacchetti, S., Robinson, P., Bogaardt, A., Clare, A., Oullet-Courtois, C., Luyten, P. et al. (2019). Reduced mentalizing in patients with bulimia nervosa and features of borderline personality disorder: A case-control study. *BMC Psychiatry, 19,* 134. https://doi.org/10.1186/s12888-019-2112-9

Sands, S. (1991). Bulimia, dissociation, and empathy: A self-psychological view. In C. L. Johnson (Ed.), *Psychodynamic treatment of anorexia nervosa and bulimia* (pp. 34–50). New York, NY: Guilford.

Saß, H., Wittchen, H.-U., Zaudig, M. & Houben, I. (Hrsg.). (2003). *Diagnostisches und statistisches Manual psychischer Störungen – Textrevision. DSM-IV-TR. Übersetzt nach der Textrevision der vierten Auflage des Diagnostik and Statistical Manual of Mental Disorders der American Psychiatric Association.* Göttingen: Hogrefe.

Scalf-McIver, L. & Thompson, J. K. (1989). Family correlates of bulimic characteristics in college females. *Journal of Clinical Psychology, 45,* 467–447. https://doi.org/10.1002/1097-4679(198905)45:3<467::AID-JCLP2270450319>3.0.CO;2-0

Schaefer, L. M., Burke, N. L., Calogero, R. M., Menzel, J. E., Krawczyk, R. & Thompson, J. K. (2018). Self-objectivation, body shame, and disordered eating: Testing a core mediational model of objectivation theory among white, black and hispanic women. *Body Image, 24,* 5–12. https://doi.org/10.1016/j.bodyim.2017.10.005

Schmidt, U., Lee, S., Beecham, J., Perkins, S., Treasure, J., Yi, I. et al. (2007). A randomized-controlled trial of family therapy and cognitive behavior therapy guided self-care for adolescents with bulimia nervosa and related disorders. *American Journal of Psychiatry, 164,* 591–598. https://doi.org/10.1176/ajp.2007.164.4.591

Schneider-Henn, K. (1988). *Die hungrigen Töchter. Eßstörungen bei jungen Mädchen.* München: Kösel.

Schwartz, H. J. (1990). Bulimia: Psychoanalytic perspectives. In H. J. Schwartz (Ed.), *Bulimia: Psychoanalytic treatment and theory* (pp. 31–54). Madison, CT: International Universities Press.

Seiffge-Krenke, I. (2007). *Psychoanalytische und tiefenpsychologisch fundierte Psychotherapie mit Jugendlichen.* Stuttgart: Klett-Cotta.

Selby, E. A., Doyle, P., Crosby, R. D., Wonderlich, A. S. A., Engel, S. G., Mitchell, J. D. et al. (2012). Momentary emotion surrounding bulimic behaviors in women with bulimia nervosa and borderline personality disorder. *Journal of Psychiatric Research, 46,* 1492–1500. https://doi.org/10.1016/j.jpsychires.2012.08.014

Sharpe, H., Griffiths, S., Choo, T. H., Eisenberg, M. E., Mitchison, D., Wall, M. et al. (2018). The relative importance of dissatisfaction, overevaluation and preoccupation with weight and shape for predicting onset of disordered eating behaviors and depressive symptoms over 15 years. *International Journal of Eating Disorders, 51,* 1168–1175. https://doi.org/10.1002/eat.22936

Silberstein, L. R., Striegel-Moore, R. H. & Rodin, J. (1987). Feeling fat: A woman's shame. In H. B. Lewis (Ed.), *The role of shame in symptom formation* (pp. 89–108). Hillsdale, NJ: Lawrence Erlbaum.

Silén, Y., Sipilä, P. N., Raevuori, A., Mustelin, L., Marttunen, M., Kaprio, J. & Keski-Rahkonen, A. (2020). DSM-5 eating disorders among adolescents and young adults in Finland: A public health concern. *International Journal of Eating Disorders, 53,* 790–801. https://doi.org/10.1002/eat.23236

Simon, J. J. & Friederich, H.-C. (2015). Belohnungssystem bei Essstörungen und Adipositas. In S. Herpertz, M. de Zwaan & S. Zipfel (Hrsg.), *Handbuch Essstörungen und Adipositas* (2., überarb. Aufl., S. 191–196). Heidelberg: Springer.

Skaderud, F. & Fonagy, P. (2015). Essstörungen. In A.W. Bateman & P. Fonagy (Hrsg.), *Handbuch Mentalisieren* (S. 397–438). Gießen: Psychosozial-Verlag.

Stefini, A., Salzer, S., Reich, G., Horn, H., Winkelmann, K., Bents, H. et al. (2017). Cognitive-behavioral and psychodynamic therapy in female adolescents with bulimia nervosa: A randomized controlled trial. *Journal of the American Academy of Child and Adolescent Psychiatry, 56,* 329–335. https://doi.org/10.1016/j.jaac.2017.01.019

Steiger, H., Gauvin, L., Jabalpurwala, S., Séguin, J.R. & Stotland, S. (1999). Hypersensitivity to social interactions in bulimic syndromes: Relationship to binge eating. *Journal of Consulting and Clinical Psychology, 67,* 765–775. https://doi.org/10.1037/0022-006X.67.5.765

Steiger, H., Jabalpurwala, S., Champagne, J. & Stotland, S. (1997). A controlled study of trait narcissism in anorexia and bulimia nervosa. *International Journal of Eating Disorders, 22,* 173–178. https://doi.org/10.1002/(SICI)1098-108X(199709)22:2<173::AID-EAT9>3.0.CO;2-C

Steiger, H., Richardson, J., Schmitz, N., Israel, M., Bruce, K.R. & Gauvin, L. (2010). Trait-defined eating-disorder subtypes and history of childhood abuse. *International Journal of Eating Disorders, 43,* 428–432.

Steiger, H., Thibaudeau, J., Leung, F., Houle, L., Ghadirian, A.M. (1994). Eating and psychiatric symptoms as a function of axis II comorbity in bulimic patients: Three-month and six-month responses after therapy. *Psychosomatics, 35,* 41–49. https://doi.org/10.1016/S0033-3182(94)71806-5

Stein, D.M. & Laakso, W. (1988). Bulimia: A historical perspective. *International Journal of Eating Disorders, 7,* 201–210. https://doi.org/10.1002/1098-108X(198803)7:2<201::AID-EAT2260070207>3.0.CO;2-I

Steinhausen, H.-C. & Jensen, C.M. (2015). Time trends in lifetime incidence rates of first-time diagnosed anorexia nervosa and bulimia nervosa across 16 years in a Danish nationwide psychiatric register study. *International Journal of Eating Disorders, 48,* 845–850. https://doi.org/10.1002/eat.22402

Steinhausen, H.-C. & Weber, S. (2009). The outcome of bulimia nervosa: Findings from one-quarter century of research. *American Journal of Psychiatry, 166,* 1331–1341.

Stewart, C.S., Baudinet, J., Munuve, A., Bell, A., Konstantellou, A., Eisler, I. et al. (2022). From efficacy to effectiveness: Child and adolescent eating disorder treatments in the real world (part 2): 7-year follow-up. *Journal of Eating Disorders, 10,* 14. https://doi.org/10.1186/s40337-022-00535-8

Streeck, U. (2018). *Psychoanalytisch-interaktionelle Therapie struktureller Störungen.* Göttingen: Vandenhoeck & Ruprecht. https://doi.org/10.13109/9783666406423

Streeck-Fischer, A. (Hrsg.). (2004). *Adoleszenz, Bindung, Destruktivität.* Stuttgart: Klett-Cotta.

Streeck-Fischer, A., Cropp, C., Streeck, U. & Salzer, S. (2016). *Borderline-Störungen bei Jugendlichen. Die psychoanalytisch-interaktionelle Methode.* Göttingen: Hogrefe. https://doi.org/10.1026/02701-000

Stricker, G. (2006). Using homework in psychodynamic psychotherapy. *Journal of Psychotherapy Integration, 16,* 219–237. https://doi.org/10.1037/1053-0479.16.2.219

Striegel-Moore, R.H., Silberstein, L.R. & Rodin, J. (1993). The social self in bulimia nervosa: Public self-consciousness, social anxiety, and perceived fraudulence. *Journal of Abnormal Psychology, 102,* 297–303. https://doi.org/10.1037/0021-843X.102.2.297

Su, X., Liang, H., Yuan, W., Olsen, J., Cnattingius, S. & Li, J. (2016). Prenatal and early life stress and risk of eating disorders in adolescent girls and young women. *Euro-*

pean Child and Adolescent Psychiatry, 25, 1245–1253. https://doi.org/10.1007/s00787-016-0848-z

Sugarman, A. (1991). Bulimia: A displacement from psychological self to body self. In C.L. Johnson (Ed.), *Psychodynamic treatment of anorexia nervosa and bulimia* (pp. 3–33). New York, NY: Guilford.

Swinbourne, J.M. & Touyz, S.W. (2007). The co-morbidity of eating disorders and anxiety disorders: A review. *European Eating Disorders Review, 15,* 253–274. https://doi.org/10.1002/erv.784

Tasca, G.A. & Balfour, L. (2014). Attachment and eatings disorders: A review of current research. *International Journal of Eating Disorders, 47,* 710–717. https://doi.org/10.1002/eat.22302

Tetzlaff, A. & Hilbert, A. (2014). Zur Rolle der Familie bei Essanfällen im Kindes- und Jugendalter. Eine systematische Übersicht. *Zeitschrift für Kinder- und Jugendpsychiatrie und Psychotherapie, 42,* 61–70. https://doi.org/10.1024/1422-4917/a000270

Teusch, R. (1988). Levels of ego development and bulimics conceptualizations of their disorder. *International Journal of Eating Disorders, 7,* 607–615. https://doi.org/10.1002/1098-108X(198809)7:5<607::AID-EAT2260070504>3.0.CO;2-#

Thomä, H. & Kächele, H. (2006). *Lehrbuch der psychoanalytischen Therapie. Band 1: Grundlagen* (3., überarb. und erw. Aufl.). Heidelberg: Springer.

Timko, C.A., Striegel-Moore, R.H., Silberstein, L.R. & Rodin, J. (1987). Feminity/masculinity and disordered eating in women: How are they related? *International Journal of Eating Disorders, 6,* 701–712. https://doi.org/10.1002/1098-108X(198711)6:6<701::AID-EAT2260060603>3.0.CO;2-D

Tith, R.M., Paradis, G., Potter, P.J., Low, N., Healy-Profitós, J., He, S. & Auger, N. (2020). Association of bulimia nervosa with long-term risk of cardiovascular disease and mortality among women. *JAMA Psychiatry, 77,* 44–51. https://doi.org/10.1001/jamapsychiatry.2019.2914

Trainor, C., Michael, M.L., Lampe, E.W., Presseler, E.K., Juarascio, A. & Manasse, S. (2022). Association between emotion regulation and remission following cognitive behavioural therapy for adults with bulimia nervosa. *European Eating Disorders Review, 30,* 426–434. https://doi.org/10.1002/erv.2901

Troisi, A., Di Lorenzo, G., Alcini, S., Nanni, R.C., Di Pasquale, C. & Siracusano, A. (2006). Body dissatisfaction in women with eating disorders: Relationship to early separation anxiety and insecure attachment. *Psychosomatic Medicine, 68,* 449–453. https://doi.org/10.1097/01.psy.0000204923.09390.5b

Troop, N.A., Allan, S., Serpell, L. & Treasure, J.L. (2008). Shame in women with a history of eating disorders. *European Eating Disorders Review, 16,* 480–488. https://doi.org/10.1002/erv.858

Tuschen-Caffier, B. (2015). Körperbildstörungen. In S. Herpertz, M. de Zwaan & S. Zipfel (Hrsg.), *Handbuch Essstörungen und Adipositas* (2., überarb. Aufl., S. 142–147). Heidelberg: Springer.

Udo, T., Bitley, S. & Grilo, C.M. (2019). Suicide attempts in US adults with lifetime DSM-5 eating disorders. *BMC Medicine, 17,* 120. https://doi.org/10.1186/s12916-019-1352-3

Udo, T. & Grilo, C.M. (2019). Psychiatric and medical correlates of DSM-5 eating disorders in a nationally representative study of adults in the United States. *International Journal of Eating Disorders, 52,* 42–50. https://doi.org/10.1002/eat.23004

van Eeden, A., van Hoeken, D. & Hoek, H.W. (2021). Incidence, prevalence and mortality of anorexia nervosa and bulimia nervosa. *Current Opinion Psychiatry, 34,* 515–524. https://doi.org/10.1097/YCO.0000000000000739

Vocks, S. & Legenbauer, T. (2005). *Körperbildtherapie bei Anorexia und Bulimia nervosa.* Göttingen: Hogrefe.

Walker, D.C., White, E.K. & Srinivasan, V.J. (2018). A meta-analysis of the relationships between body checking, body image avoidance, body image dissatisfaction, mood, and disordered eating. *International Journal of Eating Disorders, 51,* 745–770. https://doi.org/10.1002/eat.22867

Waller, G., Babbs, M., Milligan, R., Meyer, C., Ohanian, V. & Leung, N. (2003). Anger and core beliefs in the eating disorders. *International Journal of Eating Disorders, 34,* 118–124. https://doi.org/10.1002/eat.10163

Wardetzki, B. (1990). *Weiblicher Narzissmus und Bulimie. Die narzisstische Persönlichkeits- und Beziehungsstörung im Rahmen der bulimischen Esserkrankung.* Dissertation, Universität München.

Watson, H.J., O'Brian, A. & Sadeh-Sharvit, S. (2018). Children of parents with eating disorders. *Current Psychiatry Reports, 20,* 101. https://doi.org/10.1007/s11920-018-0970-3

Weissmann, M.M., Markowitz, J.C. & Klerman, G.L. (2000). *Comprehensive guide to interpersonal therapy.* New York, NY: Basic Books.

Westmoreland, P., Krantz, M.J. & Mehler, P.S. (2016). Medical complications of anorexia nervosa and bulimia. *American Journal of Medicine, 129,* 30–37. https://doi.org/10.1016/j.amjmed.2015.06.031

Whitehouse, P.J. & Harris, G. (1998). The inter-generational transmission of eating disorders. *European Eating Disorders Review, 6,* 238–254. https://doi.org/10.1002/(SICI)1099-0968(199812)6:4<238::AID-ERV208>3.0.CO;2-Y

Wick, M.R. & Keel, P.K. (2020). Posting edited photos of the self: Increasing eating disorder risk or harmless behavior? *International Journal of Eating Disorders, 53,* 864–872. https://doi.org/10.1002/eat.23263

Wietersheim, J. von (2015). Affektive und Angststörungen. In S. Herpertz, M. de Zwaan & S. Zipfel (Hrsg.), *Handbuch Essstörungen und Adipositas* (2., überarb. Aufl., S. 151–156). Heidelberg: Springer.

Wilksch, S.M., O'Shea, A., Ho, P., Byrne, S. & Wade, T.D. (2020). The relationship between social media use and disordered eating in young adolescents. *International Journal of Eating Disorders, 53,* 96–106. https://doi.org/10.1002/eat.23198

Wittchen, H.-U., Zaudig, M. & Fydrich, T. (1997). *Strukturiertes Klinisches Interview für DSM-IV (SKID). Achse I und II.* Göttingen: Hogrefe.

Wohlfahrt, A.-K., Strack, M. & Reich, G. (2022). Familienbeziehungen, interpersonelle Probleme und Symptomausprägung bei Anorexia und Bulimia nervosa – Patientinnen und Schülerinnen im Vergleich. *Praxis der Kinderpsychologie und Kinderpsychiatrie, 71,* 543–563. https://doi.org/10.13109/prkk.2022.71.6.543

Wonderlich, S.A., Rosenfeldt, S., Crosby, R.D., Mitchell, J.E., Engel, S.G., Smyth, J. et al. (2007). The effects of childhood trauma on daily mood lability and comorbid psychopathology in bulimia nervosa. *Journal of Traumatic Stress, 20,* 77–87. https://doi.org/10.1002/jts.20184

Wood, S., Marchant, A., Allsopp, M., Wilkinson, K., Bethel, J., Jones, H. et al. (2019). Epidemiology of eating disorders in primary care in children and young people: A clinical practice research datalink study in England. *British Medical Journal Open, 9,* e026691. https://doi.org/10.1136/bmjopen-2018-026691

World Health Organization (2019). *International Classification of Diseases* (11th Revision) [Website]. Verfügbar unter: https://icd.who.int/en

World Health Organization/Dilling, H., Mombour, W. & Schmidt, M.H. (Hrsg.). (2015). *Internationale Klassifikation psychischer Störungen. ICD-10 Kapitel V (F). Klinisch-diagnostische Leitlinien* (10., überarb. Aufl.). Bern: Hogrefe.

Wu, X.Y., Yin, W.Q., Sun, H.W., Yang, S.X., Li, X.Y. & Liu, H.Q. (2019). The association between disordered eating and health-related quality of life among children and adolescents: A systematic review of population-based studies. *PLoS One, 14,* e0222777. https://doi.org/10.1371/journal.pone.0222777

Wurmser, L. (1985). Verleugnung, Impulshandlung und Identitätskonflikt. *Zeitschrift für psychoanalytische Theorie und Praxis, 1,* 95–112.

Wurmser, L. (1987). *Flucht vor dem Gewissen. Analyse von Über-Ich und Abwehr bei schweren Neurosen.* Heidelberg: Springer. https://doi.org/10.1007/978-3-642-97016-0

Wurmser, L. (1990). *Die Maske der Scham. Die Psychoanalyse von Schamaffekten und Schamkonflikten.* Berlin: Springer.

Ziobrowski, H.N., Sonneville, K.R., Eddy, K.T., Crosby, R.D., Micali, N., Horton, N.J. et al. (2019). Maternal eating disorders and eating disorder treatments among girls in the growing up today study. *Journal of Adolescent Health, 65,* 469–475. https://doi.org/10.1016/j.jadohealth.2019.04.031

Ziolko, H.U. (1985). Bulimie. *Zeitschrift für Psychosomatische Medizin, 31,* 235–246. https://doi.org/10.1055/s-2007-1001970

Anhang

Essprotokoll

Name: ____________________ Name Therapeut:in: ____________________

Datum/Wochentag: ____________________ ☐ Arbeitstag ☐ arbeitsfreier Tag ☐ Wochenende

Uhrzeit	Ort	Mit wem? Allein?	Nahrungsmittel und Getränke (Art und Menge)	Essanfall ja/nein	Gegensteuernde Maßnahmen (z. B. Erbrechen, Abführmittel, Fasten, Appetitzügler, Sport …)
Morgens/vormittags					
Mittags/nachmittags					
Abends/nachts					

Erweitertes Essprotokoll

Name: ______________________ Name Therapeut:in: ______________________

Datum/Wochentag: ______________ ☐ Arbeitstag ☐ arbeitsfreier Tag ☐ Wochenende

Uhrzeit	**Ort**	**Mit wem? Allein?**	**Nahrungsmittel und Getränke** (Art und Menge)	**Essanfall ja/nein**	**Gegensteuernde Maßnahmen** (z. B. Erbrechen, Abführmittel, Fasten, Appetitzügler, Sport …)	**Gedanken/Gefühle** (vorher/ nachher)
Morgens/ vormittags						
Mittags/ nachmittags						
Abends/ nachts						

Bausteinplan für 2000 Kalorien pro Tag

	Lebensmittelgruppe und deren Bausteine			
	Getreide(-produkte) und Kartoffeln	**Gemüse[1]**	**Obst**	**Milch und Milchprodukte**
1 Baustein (BS)	= 1 Scheibe Vollkornbrot = 1 Vollkornbrötchen = 2 Scheiben Vollkorntoast = 4 Scheiben Knäckebrot = 2 ½ mittelgroße Kartoffeln = 1 knappe Tasse Nudeln (gekocht) = 1 knappe Tasse Reis (gekocht) = ½ Tasse Müsli	= 100 g Gemüse = 50 g Blattsalat	= 50 g Obst, z. B. ein Apfel/eine Birne = 1 Glas Obstsaft	= 1 kleiner Becher Joghurt (125 g) = 1 kleines Glas Milch = 4 EL Magerquark = 1 kleine Scheibe Käse
für 2000 Kalorien pro Tag	**6 BS**	**3 BS**	**2 BS**	**5 BS**
	Fisch, Fleisch, Wurst und Eier[2]	**Fette und Öle**	**Extras**	**Getränke**
1 Baustein (BS)	= 50 g Fleisch (mager und verzehrfertig) = 75 g Fisch (verzehrfertig) = 1 Scheibe Wurst = 1 Ei	= 2–3 TL Butter/Margarine = 1 EL Öl = 2 EL Schlagsahne	= 3 TL Honig = 3 TL Marmelade = 2 Stück Schokolade = 15 g Nüsse (z. B. 10 Mandeln, 10 Haselnüsse) = 1 Kugel Eis = ½ Glas Weißwein	Tägl. mind. 1½ l Flüssigkeit, wie Wasser, Kräuter- oder Früchtetee, verdünnte Obst- und Gemüsesäfte (außer Kaffee und Schwarztee)
für 2000 Kalorien pro Tag	**3 BS**	**3 BS**	**2 BS**	–
Insgesamt	**24 BS/Tag**			

[1] Die angegebene Menge ist die Mindestmenge und kann nach Belieben erhöht werden.
[2] Wechseln Sie vor allem bei der Auswahl von Lebensmitteln aus dieser Gruppe konsequent ab. Die Bausteine können in Grenzen gegen die der Milchgruppe ausgetauscht werden.

Checkliste für Interventionen

In der folgenden Checkliste sind die wichtigsten Interventionen der störungsorientierten psychodynamischen Psychotherapie der Bulimia nervosa zusammengefasst.

Kreuzen Sie bitte nach jeder Stunde an, welche Interventionen Sie verwendet bzw. welchen Themenbereich Sie mit der Patientin bearbeitet haben.

Patientin: ______________________ Sitzung: ______________________

Datum: ______________________

Intervention/Themenbereich	
1. Konzept und Vorgehen in der störungsorientierten psychodynamischen Psychotherapie erläutern:	
a) Patientin	☐
b) Eltern/Partner (falls einbezogen)	☐
c) Geschwister (falls einbezogen)	☐
2. Störungsorientierte psychodynamische Anamnese erheben	☐
3. Das Basis-Essverhalten, Art und Menge des Gegessenen bei Essanfällen, die Gegensteuerung sowie die Entwicklung des Körperbildes und das aktuelle Körperbild hier besonders beachten	☐
4. Fragebogen zur Essstörung und Essprotokoll zur Unterstützung der Exploration einführen, Ergebnisse besprechen	☐
5. Körperliche Untersuchung und möglichen Austausch mit Ärztin/Arzt vereinbaren	☐
6. Psychoedukation zu Ernährung, Körpergefühl, Gegensteuerung, Körpergefühl, Affektregulierung und Langzeitfolgen der Bulimia nervosa	☐
7. Behandlungsambivalenz herausarbeiten	☐
8. Kontexte der bulimischen Symptomhandlung explorieren, die Patientin zur Selbstexploration ermutigen	☐
9. Einen Behandlungsfokus auf der Struktur-, Konflikt- oder Beziehungsebene formulieren und besprechen	☐
10. Die strukturellen Fähigkeiten der Patientin fördern, insbesondere Affektwahrnehmung und -regulierung	☐
11. Die fordernden und entwertenden Über-Ich-Anteile bearbeiten	☐
12. Die als „schwach" und „defekt" erlebten Selbstanteile im Erleben und der therapeutischen Beziehung deutlicher werden lassen und die Integration fördern	☐
13. Schamaffekte und deren Bewältigung bzw. Abwehr besonders beachten	☐
14. Die Verbindung zum Essverhalten und zum Körperempfinden aktiv herstellen	☐
15. Den Transfer in den Alltag thematisieren	☐
16. Das Ende der Behandlung rechtzeitig thematisieren und entsprechend bilanzieren	☐

Hinweise zu den Online-Materialien

Sie können die im Anhang dieses Buches abgedruckten Arbeitsmaterialien über unsere Internetseite abrufen und ausdrucken. Nutzen Sie dazu bitte den Link www.hgf.io/download und melden Sie sich nach den dort beschriebenen Schritten an. Wenn Sie nach der Registrierung den Code **B-JDYFAE** unter „Mein Konto → Zusatzmaterialien“ im Eingabefeld einfügen, werden Sie automatisch in den Downloadbereich weitergeleitet und können die Online-Materialien zum Buch ausdrucken bzw. herunterladen. Um die Materialien dauerhaft im direkten Zugriff zu haben, empfehlen wir Ihnen, sich die gesamten Materialien herunterzuladen und auf dem eigenen Rechner zu speichern.

Folgende Materialien stehen zum Download bereit:
- Essprotokoll
- Erweitertes Essprotokoll
- Bausteinplan für 2000 Kalorien pro Tag
- Checkliste für Interventionen